高等医药院校基础医学实验教学规划教材

医学细胞生物学
与医学遗传学实验

主　编　曾凡龙

副主编　阮绪芝　卫荣华

编　委（按姓氏汉语拼音排序）

刘丹丹　沈君豪　王晓雯

王　燕　朱　敬

U0353838

科学出版社
北　京

内 容 简 介

本书为高等医学院校实验课改革配套教材。整合了医学细胞生物学、医学遗传学和医学生物学的实验项目，去除重复，着重实用和适用，精心编排而成。

实验项目设置考虑到基本验证实验、综合设计实验和研究创新性实验的需求以及低年级医学生的特点，以基本经典验证实验为主，提供综合设计实验和研究创新性实验的思路和引导。实验技术经过精心推敲和合理修改，使其具有很强的操作性和实用性。特别增加了实验流程图和实验结果图片。实验流程图使实验过程一目了然，方便实验者做到胸怀全局，有条不紊，成功完成实验。实验结果图片是实验者的重要参考，也是实验成功的标志。

图书在版编目（CIP）数据

医学细胞生物学与医学遗传学实验 / 曾凡龙主编. —北京：科学出版社，2014.8

高等医药院校基础医学实验教学规划教材

ISBN 978-7-03-041519-6

Ⅰ. ①医… Ⅱ. ①曾… Ⅲ. ①医学-细胞生物学-高等学校-教材 ②医学遗传学-实验-高等学校-教材 Ⅳ. ①R329.2 ②R394-33

中国版本图书馆 CIP 数据核字(2014)第 175224 号

责任编辑：邹梦娜　朱　华 / 责任校对：蒋　萍
责任印制：赵　博 / 封面设计：范璧合

科 学 出 版 社 出版
北京东黄城根北街 16 号
邮政编码：100717
http://www.sciencep.com
新科印刷有限公司 印刷
科学出版社发行　各地新华书店经销

*

2014 年 8 月第 一 版　开本：787×1092 1/16
2015 年 11 月第二次印刷　印张：6 1/4 插页：2
字数：133 000
定价：25.00 元
（如有印装质量问题，我社负责调换）

《高等医药院校基础医学实验教学规划教材》
编写指导委员会

总　序

随着现代生命科学及其各种实验技术的飞速发展和高校教学模式的改革，现代高等医学教育更加强调培养学生的探索精神、科学思维、实践能力和创新能力。这就要求从根本上改变实验教学依附于理论教学的传统观念，要从人才培养体系的整体出发，建立以能力培养为主线，分层次、多模块、相互衔接的科学实验教学体系，使实验教学与理论教学既有机结合又相对独立。同时，必须加大对实验项目、实验条件、实验教学体系的改革力度，改革传统的以教研室为单位的教学实验室模式，整合完善现代医学实验室功能和管理，从而提高医学实验教学质量。

本系列实验教材由湖北医药学院组织编写，共9种，包括《医学大体形态学实验（人体解剖学分册）》《医学大体形态学实验(系统解剖学与局部解剖学分册)》《医学显微形态学实验》《病原生物学实验》《医学免疫学实验》《医学生物化学与分子生物学实验》《医学细胞生物学与医学遗传学实验》《预防医学实验》和《医用化学实验》。系统介绍了系统解剖学、局部解剖学、组织胚胎学、病理学、医学免疫学、病原生物学、生物化学与分子生物学、医学细胞生物学和医学遗传学、预防医学和医用化学的实验研究所必需的知识与技术。编写理念是将实验教学按照建设国家实验教学示范中心要求的实验教学模式，借鉴国内外同类实验教材的编写方法，力求做到体系创新、理念创新及编写精美。内容上将基础医学实验教学按照基础医学实验体系进行重组和有机融合，按照实验教学逻辑和规律，将实验内容按模块层次进行编写，基本上包括：①实验操作及常用仪器使用；②基本实验或经典验证性实验；③综合性实验；④研究创新性实验等。不同层次学生可按照本专业培养特点和要求，对不同板块的必选实验项目和自选实验项目进行适当取舍。

其基本理念和设计思路具有以下特点：

1. **明确目标，准确定位**　本系列实验教材编写过程中增加了临床应用多、意义较大的实验内容，适当选编新的内容，力求突出基础医学知识在医学相关专业临床工作中的应用。

2. **突出能力，结合专业**　以"自主学习能力、临床执业能力"培养为根本，将各学科的相关知识与临床实践应用"链接"为一体，增强学生学习兴趣，突出应用能力培养，提高学生自主学习能力和学习效果。教材重视生命科学研究中如何发挥学生观察、分析与思辨能力的培养，主要任务是使大学生通过动手，得到实验技术的基本操作技能训练、科学思维和创新能力的培养，同时也要使他们初步了解或掌握先进技术和方法，与迅速发展的学科前沿接轨。

3. **增减内容，突出重点**　本系列实验教材在编写过程中，坚持基本理论和基本知识以"必须、实用、够用"的原则。实验内容去旧增新，删繁就简。将原来一些经典实验与现代科学思维相结合，适当压缩，并进行内容和教学方法的改革。对原书的插图进行了精选。对所开设的每一个实验要求达到的培养目标作了清晰而明确的阐述。

4. **整体优化，彰显特色**　教材在整体结构上，既考虑到教与学的传统习惯，力求整体上系统化，又考虑到教材内容的创新，体现教材的思想性和先进性；在教材内容的编写上突出专业特色，体现专业特点，强化知识应用，部分教材增加实验流程图以及实验要点和实验结果图的应用，使规划教材具有更广泛的适应性；在结构及内容编排上条理清楚，层次分明，充分体现规范化特点。为扩大学生的知识面，启发其思维，根据每个部分的内容在临床工作中的应用情况，精选相关内容与临床密切相关的学科知识和有应用前景的新进展和新技术，将各相关学科有机结合在一起，具有基础扎实、应用性强、科研创新性突出的优势。

本规划教材的使用对象以本科临床医学专业为主，兼顾预防、麻醉、口腔、影像、药学、检验、护理、康复、生物科学与生物技术、公共事业管理、信息管理与信息系统等专业需求，涵盖全部医学生的基础医学实验教学。

由于基础医学实验教学模式尚存在地区和校际间的差异，本规划教材可能存在偏颇之处，也会有不足和疏漏，敬请广大医学教育专家和同学提出宝贵意见，以便修订再版。

湖北医药学院
《高等医药院校基础医学实验教学规划教材》编委会
2014 年 7 月

前　言

本书编写顺应高等学校实验课改革的要求，为学生开设基本验证实验、综合设计实验和研究创新性实验。提供多学科、多平台整合的思路和实践，汇集医学细胞生物学、医学遗传学和医学生物学的相关实验项目，去除重复、优化基本实验、简化费时实验、剔除最新不稳定项目，使本书基本能够满足医学院校学生相关实验课的要求。

经过我们多年的实践经验总结，能够出实验结果和动手机会多的实验是非常受学生欢迎的，能够极大地提高学习兴趣，实验效果和学习效果很好。本书的实验内容中，尽量编排适量使用实验动物的实验项目，让学生真正学到知识和技能的同时，又使每次的用量都做到够用而绝不浪费。

为了让学生和老师对所做实验的内容有全面的掌握，进而能够顺利高效地完成实验，本书总结我们多年的实践经验和成熟做法，全面增设实验流程图。以前我们只在课堂板书中开设实验流程图，让学生快速了解实验全貌，使实验过程顺畅、高效。在本书中添加的实验流程，除了具备上述作用外，还希望能够帮助到自主实验和开展设计创新实验的同学，让他们快速了解实验过程，心中有数，提高设计效率和成功率。

实验结果是实验成功的重要标志。对于基本和经典的实验，本书提供真实的实验结果图，为学生实验提供重要的参照。这一做法也是同类实验书籍中的首创，是我们长期实践经验的总结。以往实验课我们提供示教和结果显示的PPT，很受学生欢迎；但是，数量不全，特别是显微图片不多。这次，我们基本制作全了相关的显微图片，放在本书附录，供学生和老师参考。

由于综合设计实验和研究创新性实验的开设需要老师和同学付出更多的时间和精力，并且没有固定的模式。所以，本书的相关实验项目，只是可以用来开展这些实验的实验技术。在实施综合设计实验和研究创新性实验的时候，可以用这些实验技术针对不同的选题，重新设计实验去解决相关问题。

本书力争做到全面而实用，满足医学生相关实验课的需要。但是，由于编者水平有限，难免会有考虑不周和不足之处，恳请使用本书的老师和同学不吝指出，以备将来完善之用。

湖北医药学院　曾凡龙
二〇一四年四月十八日

前言

目　录

第一篇　实验基本技能和实验要求

第二篇　医学细胞生物学实验

第三篇　医学遗传学实验

第四篇　医学实验动物知识

第一篇　实验基本技能和实验要求

第一章　实验要求

第一节　实验室规则和要求

一、实验指导思想

实验开设的目的是培养和训练学生的动手能力，开拓学生的思维，理论与实践相结合，并在实践中巩固理论知识获取新的知识和技能。老师要鼓励学生多动手操作，多思考、多提问题。在探索和学习基本实验操作的同时，灵活运用实验设备和材料，设计实验，探讨感兴趣的问题。学生要主动学习和自主学习，多和老师交流，敢于设计实验方案，勇于实践，探索未知问题。

学生的设计实验，在参照本书实验项目的同时，大胆设问、谨慎求证，在老师的帮助和指导下，有效地完成实验。充分利用时间，提高学习效率。

二、实验室规章制度

实验室制度是保证实验有序进行和维持实验室环境的重要保障。学生必须做到：

(1) 实验室座位经教师排定后即为固定座位，不要随意更换，实验室须保持安静，不得高声喧哗或随意走动。

(2) 应用显微镜观察的实验，必须使用固定号码的显微镜，不得随意挪用他人的显微镜。

(3) 示范标本观察时，不可任意移动，以免损坏或妨碍别人观察。

(4) 应当尽量节省实验材料，爱护一切实验仪器和用具，如有损坏应立即报告老师，不得自行拆修，损坏东西按学校有关规定处理；药品使用完毕后要放回原处，不可乱置，以免影响其他同学使用。

(5) 轮流做好值日工作，保持实验室的清洁卫生和正常的教学秩序。

(6) 实验完毕后，要将标本用具放回原处，自己用过的器具要按要求清理和清洁，解剖后的动物尸体，应集中放在指定地点，不得随意丢弃。

第二节　实验类型和实验报告

一、实验类型概述

本书把实验分为经典验证性实验、综合设计性实验、研究创新性实验三类。经典验证性实验是指长期教学实践证明对医学生理解医学学科理论有很好辅助作用的传统实验项目。内容反映基本知识和基本理论，具有基础性、入门性、规范性特点。综合设计性实验是指学生在对各专门相关实验知识和方法有初步认识的基础上，多层面或多学科知识交叉融合，充分利用现有实验技术条件，开展的具有初始探索性的实验。研究创新性实验是指在已有的知识和技能基础上，以个人兴趣和科研目标为导向的自主设计实验及科研训练。本书中所列该类实验，是指可以用作综合设计性实验和研究创新性实验设计的实验技术，实施时，需要教师的指导。

二、实验研究方法

根据所研究的问题进行设计实验，控制好环境因素的变化，使实验环境相对简单，通过对可重复的实验现象进行观察、分析、归纳和总结，从而发现规律。大致分为如下几个方面：①提出问题或假设，②理论分析可行性，③设计和实施实验，④收集实验数据和现象，⑤分析数据和得出结论。

初期实验技能不够熟练的学生，可以用本书中的实验方法训练自己；对已知的实验进行设计改造，变成探索某些问题的设计性实验，既可以学习和训练技能，又可以锻炼思维，增加设计经验。待到具备一定的技能和知识后，与指导教师商讨研究创新性实验的设计和实施方案。

三、实验报告格式

1. **通用报告** 包括：①实验项目，②实验目的或原理，③实验方法或步骤，④实验结果，⑤讨论和结论，⑥日期和实验者署名。

2. **探究报告** 包括：①题目，②材料和方法，③结果和讨论，④结论，⑤参考资料，⑥日期和研究者署名。

3. **论文格式** 包括：①题目，②研究者署名，③摘要，④引言，⑤材料和方法，⑥结果和讨论，⑦结论，⑧感谢，⑨参考文献。

在写通用报告时，要写清楚实验方法和步骤，从而锻炼学生的归纳总结能力。实验结果要记录真实和准确，养成良好的科学习惯。讨论和结论的书写，反映了学生的思维能力和分析技能。长期、规范的训练，有助于学生更好地成长。

探究报告和论文的书写，是学生进行综合设计实验和研究创新性实验后的工作。研究题目是点睛之笔，具有很强的概括性，言简意赅。材料和方法部分反映了实验者的实验思路和实验准备情况，以及实验过程的记录，是实验成败的关键部分。结果和讨论部分，记录了实验的结果和分析实验成败的原因，和对实验结果的综合分析，参照他人类似实验和相关实验，得到什么提示和启迪，以及对本研究问题解决的作用等。通过归纳总结，得出结论。参考资料，表明本实验的设计来源和依据。感谢帮助过自己实验的人，这种行为不仅是一种美德，而且是将来更好工作的基础。

(曾凡龙)

第二章　实验技能

第一节　生物显微绘图知识

(1) 绘图基本工具为铅笔(HB、2H)、小刀、尺、橡皮、绘图纸等。

(2) 生物绘图必须真实，应选择优良有代表性的、典型的标本，按照实物的形状、各部分的比例、位置及毗邻关系进行描绘。

(3) 用较硬的铅笔绘出标本中图像或结构的轮廓，用较软的铅笔以打点的方式绘出其他部分。

(4) 绘图要注意布局，整齐美观，大小适中。图的注释应从各部分结构向右引出水平线(或者有规律地引出并行线、等分线、辐射线等视觉美观的线条)，结构名称写于引线末端；图的下方注明该图的名称和染色方法以及放大倍数，书写要整齐、美观。

(5) 当要表明标本明暗度和立体感时，只能在图上用铅笔打细而圆的小点表示，不能涂阴影或线条。

(6) 标本颜色，注明在结构名称后方。不使用彩色铅笔绘图和标注。

第二节　生物解剖知识

常用的器械有解剖刀、解剖剪、解剖镊、骨剪、血管钳及解剖盘(板)等。

一、解　剖　刀

用作各种切口以及剥离和剔除组织。解剖刀的执刀法一般可分为三种：

1. **执琴弓式**　以拇指与其余四指相对握持，与执提琴弓的手法相似。这是作一般切口时的持刀法(图 0-1A)。

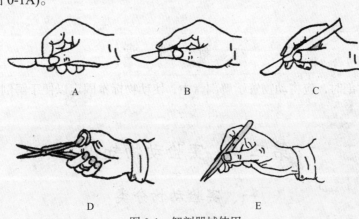

图 0-1　解剖器械使用

2. **执餐刀式**　将食指(示指)放在刀背上，拇指与其余三指相对握持，如同持餐刀一样。

这是作较大切口时的持刀法(图 0-1B)。

3. 执笔式 以拇指和食指与中指相对握持,如同执笔一样。这是作小切口或一般解剖时最常用的执刀法(图 0-1C)。

用解剖刀分离皮肤时,应将刀刃朝向皮肤一边,这样便不至于损伤皮下的肌肉和血管。

二、解 剖 剪

用来剪开各种软组织(如皮肤、肌肉等)。其大小和样式也有多种。执解剖剪的方法,一般以拇指和环指伸入柄环内,并以示指和中指将其支持和固定(图 0-1D)。

用解剖剪作皮肤和腹壁的切口时,应使剪刀尖翘向体表方向,这样才不会损伤血管及内脏器官。

三、解 剖 镊

用来钳住和提起皮肤或其他组织,以便进行剥离。在剔除结缔组织和脂肪以暴露血管和神经时,镊子也是常用的工具。动物解剖常用的镊子主要有尖头镊子、钝头镊子及弯头镊子三类。镊子的使用方法是用拇指、食指和中指相对握持(图 0-1E),不应握于掌心。在剔除脂肪和结缔组织时,应同时用两把镊子,两手各执一把,以左手的镊子拉住一部分组织,用右手的镊子一点一点地将组织剔除。当用尖头镊子清理血管时要小心地进行,不要碰破血管。

四、骨 剪

专门用来剪骨。其头短,刀刃厚,形如老虎钳。使用方法是拇指与其余四指相对握持。

五、血 管 钳

主要用来夹住断裂的血管,以防止出血。其形式有直头和弯头两种。执血管钳的方法与解剖剪相似。

六、解 剖 盘

进行动物解剖时,应将动物置于解剖盘中,使动物标本固定以便于解剖。同时也避免血污染实验桌。

第三节 实验动物知识

一、实验动物分类

根据实验动物的遗传限定性,将实验动物分为近交系和封闭群。近交系是指具有相同基因类型的一群动物,它的品系有:同源突变近交系、同源导入近交系、分离近交系、重级近交系和杂交 F1 代。封闭群是指具有不同基因类型的一群动物,它的品种有:远交种和突变种。

二、动物分级

国际上按照动物的微生物被控制的程度,把实验动物分为四种:普通动物、SPF 动物、悉生动物和无菌动物。

普通动物(conventional animals,CV):饲养在开放系统,不携带所规定的人兽共患病的病原体和动物烈性传染病的病原体。对微生物带有状况不明确。

SPF 动物(specific pathogen free animals,SPF):饲养在屏蔽系统中,不带有指定的致病性微生物和寄生虫,带有非特异性的微生物和寄生虫。

悉生动物(gnotobiotic animals,GN):饲养在隔离系统中,确知已带的微生物丛,经无菌条件饲养。

无菌动物(germfree animals,GF):饲养在隔离系统中,以封闭的无菌技术获得,用现有的方法不能检出任何微生物和寄生虫。

我国按照实际情况,制定的我国实验动物等级为四级。

一级:普通级动物(CV)。

二级:清洁级动物(clean animals,CL)。根据我国国情而设定的等级动物,除普通动物应排除的病原体外,不携带对动物危害大和对科学实验研究干扰大的病原体。比 SPF 级动物需要排除的病原体种类少,因此,较 SPF 动物容易达到标准。

三级:无特定病原体动物(SPF)。

四级:无菌动物(GF)和悉生动物(GN)。

三、实验前动物的处理

(一) 实验动物的麻醉方法

为消除动物实验过程中的疼痛和不适感,以利于操作,常常要对实验动物进行麻醉。由于动物种属间的差异等情况,所采用的麻醉方法和选用的麻醉剂亦有所不同。

1. 常用的麻醉剂

(1) 挥发性麻醉剂:包括乙醚、氯仿等。乙醚较为常用,其安全度大,麻醉深度容易掌握,而且麻醉后苏醒较快。缺点是对局部刺激较大,可引起上呼吸道黏膜分泌液增多,进而影响呼吸、血压和心跳活动,严重者可导致窒息。所以在乙醚麻醉时,要有人照看,以防麻醉过深发生意外。

(2) 非挥发性麻醉剂:这类麻醉剂种类较多,包括苯巴比妥钠、戊巴比妥钠、硫喷妥钠、氨基甲酸乙酯,氯胺酮和水合氯醛等。这些麻醉剂使用方便,一次给药可维持较长时间,麻醉过程平稳,缺点是苏醒较慢。

(3) 中药麻醉剂:在动物实验中有时也用到洋金花和氢溴酸东莨菪碱等中药麻醉剂,但由于其作用不够稳定,而且常需加佐剂才能达到麻醉效果,故使用较少。

2. 全身麻醉

(1) 吸入法：选用一个密闭的玻璃箱或广口瓶(加盖)，先用棉球蘸上乙醚放入其中，然后放入待麻的动物，5 分钟左右即可使动物麻醉。立即取出动物进行实验。如实验过程较长，在动物麻醉变浅时，要随时在鼻部加放蘸有乙醚的棉球或纱布。此法常用于大、小鼠的短期麻醉。

(2) 注射法：非挥发性麻醉剂均可采用此法。常采用腹腔注射、静脉注射、皮下注射及肌内注射。这种方法操作简便，是动物实验最常用的麻醉方式。由于各麻醉剂的作用及毒性差别，所以在注射时要注意药量。

3. 局部麻醉 常用的局麻剂有普鲁卡因、可卡因等，多采用浸润麻醉。一般将麻醉剂注射于皮内，皮下组织或手术视野的深部组织，以阻断用药局部的神经传导，使痛觉消失。猫、犬的局麻一般用 0.5%~1.0%的盐酸普鲁卡因注射，黏膜表面可用 2%的盐酸可卡因；兔在眼球手术时，可于结膜囊滴入 0.02%的盐酸可卡因溶液，数秒内可出现麻醉。局部麻醉一般可维持 30 秒~4 分钟。

4. 麻醉注意事项

(1) 有些麻醉药，如乙醚是挥发性很强的液体，易燃。使用时应远离火源。平时应装在棕色玻璃瓶中，储存于阴暗干燥的地方。

(2) 所有麻醉药均可导致动物中毒甚至死亡。使用时应特别注意给药途径和剂量。有时可先用保守剂量，麻醉不够时，可中途再补加麻醉剂。

(3) 麻醉过程中要随时观察动物的呼吸、反射等情况，出现危险时，可用咖啡因、苏醒灵和肾上腺素等注射抢救。

(二) 实验动物的处死方法

处死实验动物应遵循动物安乐死的基本原则，尽可能缩短动物的致死时间，尽量减少其痛苦反应，尽量避免无关人员参加。学生不得拍照留念和散布网络。

1. 化学药物注射法 常用 10%的氯化钾静脉注射或心脏注射，其致死量为犬 10~30ml、猫 5~8ml、兔 5~10ml，亦可皮下注射的士宁溶液，其致死量为豚鼠 3.0~4.4mg/kg、兔 0.5~1.0mg/kg、犬 0.3~0.42mg/kg、猫 1.0~2.0mg/kg。

2. 断髓法(断颈法) 即用外力使颈椎脱臼，大、小鼠常用此法。将动物放在粗糙的平面上，左手拇指和食指用力向下按住鼠头，右手抓住鼠尾及后躯往后拉，将脊髓与脑髓拉断，鼠便立即死亡。

3. 空气栓塞法 即向动物的静脉内注入一定量的空气，使之发生栓塞而死亡。此法常用于较大动物，其注入量为兔 5~10ml、猫 20~40ml、犬 80~150ml。由于该法注射量大，致死时间较长，故不常采用。

4. 急性失血法 鼠类常可用眼眶动脉和颈静脉急性大失血而死亡。犬等大动物要先麻醉后放手术台，暴露股三角区，用刀片在三角区横切 10cm 左右的切口，使股动脉、股静脉被切断而大失血致死。

5. 击打法 此法适用于大鼠、家兔等。抓住动物的尾部，提起，用力摔击头部，或用木槌用力捶后脑部，即可将动物处死。

6. 断头法 此法适用于鼠类小动物。直接用大剪刀将鼠头剪断即可。

四、实验后动物的处理

(一) 动物福利

在实验过程中使用动物的基本原则为负责任、合乎道德地使用动物,确保动物在实验过程中享有合理的福利。

动物的福利条例和法规的主要内容是:

1. 条例所管辖的动物包括犬、猫、非人灵长类动物、豚鼠、仓鼠、家兔、水生哺乳动物或其他温血动物。

2. 动物经销商和使用者均需持有许可证,动物实验必须由合格的生物学家、行为学家和医学家亲自或在其临场监督下执行。

3. 动物饲养设施、关养设备(笼具)、卫生、喂养、管理和护理应由符合资格的人员负责;动物的房舍、饲料、垫料和运输方式必须符合有关规定要求,应舒适、安全,同时要重视动物的社会性及行为需求。

4. 必须确保动物在麻醉、镇痛和镇静剂的作用下进行实验,最大限度地减轻动物的痛苦,不使其遭受不必要的伤害或痛苦,麻醉剂的种类和剂量必须被专人认可和管理。

5. 需要处死的动物须用人道的方法实施,并确保其死亡后才可以焚化处理或埋葬。

6. 有关监督机构应定期进行检查,对违反动物福利条例的单位和个人给予处罚。

实验设计和使用动物时应尽量遵循"3R"原则:

替代原则(replacement),尽可能使用低等实验动物或非实验动物替代实验动物进行 实验。

减少原则(reduction),尽可能少用实验动物,不应盲目增大动物样品数量或重复实验以获取满意的统计结论,而应着重提高实验的精确性,动物实验在统计时应权衡统计学满意程度与伦理学及节约之间的关系。

优化原则(refinement),应优化实验设计和操作,以减轻动物的痛苦。

(二) 尸体回收

实验完毕后,不能抢救活的或不必要抢救的动物应尽快将其处死,处死动物时要选择快速的处死方法,以减少动物临死前的痛苦。实验动物的尸体要集中存放,交由教师或动物房工作人员,集中焚烧或掩埋。杜绝将实验用过的动物直接抛掷到垃圾桶里或弃尸荒野的野蛮行为。

(阮绪芝　曾凡龙)

第二篇　医学细胞生物学实验

第三章　细胞经典验证性实验

实验一　光学显微镜的结构和使用

【实验目的】

(1) 熟悉光学显微镜的结构。

(2) 了解显微镜的成像原理。

(3) 掌握显微镜的使用方法。

【实验原理】

(一) 光学显微镜

光学显微镜是生物学研究中的常用仪器，是观察微小生物及细胞结构的主要工具。同时，也广泛应用于医学基础研究、临床检验及其他有关方面。

显微镜发明于 16 世纪，17 世纪开始应用于生物学领域。几百年来，经过不断改革，其分辨率不断提高，目前使用的复式显微镜放大倍数已达到 1600 倍，最大分辨率可达 0.2μm。但是受到镜口率(最大为 1.4)和可见光波长(最短为 400nm)的影响，光学显微镜的放大倍数受到了限制。

光学显微镜是根据光学成像原理，采用一组玻璃透镜制作而成(图 1-1)。外来光线由其中的反射镜将光线聚集在被观察的标本处(A-B)，使标本明亮。当光线透射穿过标本进入物镜后，经半五角棱镜，光轴被倾斜45°，然后被物镜汇聚。此时位于物镜物方焦点之外的标本被物镜放大成倒立的实像，在目镜的物方焦点

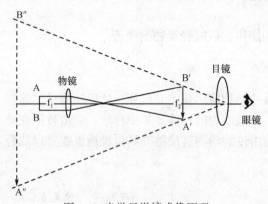

图 1-1　光学显微镜成像原理

(B′-A′)上。该像经目镜进入人的眼睛，在视觉上得到一个放大的虚像并定位于无穷远或明视距的 250mm 外，成为显微镜的观察图像 B″-A″。

(二) 透射电子显微镜

电子显微镜(以下简称电镜)是一种以电子束作为光源，电磁透镜作为聚焦和放大器件，利用电子束与被观察样品作用后产生的信号进行显微放大成像的大型精密电子光学仪器，

由于电镜具有很高的分辨能力，为细胞生物学的不断发展提供了重要的技术手段。根据成像方式的不同，一般将电镜分为透射电镜和扫描电镜。

用照明光源透过样品后放大成像的电镜称为透射电镜，其分辨能力在 0.2nm 左右，适用于观察组织细胞内的亚显微结构(超微结构)。透射电镜的工作过程与光镜基本相同：照明光源(电子束)经聚光镜(电磁透镜)汇聚后照射在样品(超薄切片)上，透过样品后带有样品结构信息的电子束进入放大系统，经过物镜、中间镜和投影镜多级电磁透镜放大后投射在荧光屏上成像。

电子光学系统是透射电镜的核心，所有部件密封在一个垂直的圆筒内(图 1-2)。

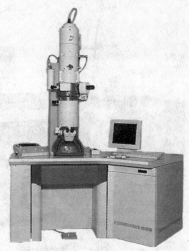

图 1-2　透射电镜

1. **照明光源的获得**　透射电镜的照明光源由照明系统提供，这一系统包括电子枪、加速电压和聚光镜。电子枪内有一个 V 型灯丝，当灯丝通过电流被加热时，大量自由电子获得能量逸出灯丝表面，这些电子在加速电压的作用下高速运动形成电子流，经过两级聚光镜的汇聚作用形成直径很小、密度很大的电子束。这个电子束就是电镜的照明光源。

2. **样品像的形成**　透射电镜的样品是一种超薄切片，一般厚度在 50~70nm，以便入射电子束能顺利通过样品。当入射电子与样品中的原子发生作用时产生散射，这些散射电子被样品下面的物镜光阑挡住不再参与成像，这样，样品中质量大的区域电子散射较多，透射电子密度较小，质量小的区域电子散射较少，透射电子密度较大，所以入射电子透过样品后便携带有样品的结构信息。

3. **样品像的放大**　电子束透过样品后，需经放大系统的放大，才能获得肉眼观察的样品像。放大系统由物镜、中间镜和投影镜组成，电磁透镜的基本原理是：在一个多匝的圆形线圈中通过直流电流在线圈的中空部分会感应出一个旋转对称的磁场，当电子以直线运动进入磁场后会切割磁力线，由于电子带有负电荷，在磁力场的作用下其运动轨迹会发生变化。由直线运动变为螺旋运动，当电子穿过磁场后，又恢复为直线运动，但运动方向相对入射方向有一定变化，直线运动电子通过这个特定的磁场后其运动方向产生了类似可见光透过玻璃透镜后的变化。电磁透镜能对电子束进行聚焦，能对电子像放大。

4. **样品像的观察和记录**　电子束经过放大系统后，投射在荧光屏上，电子轰击荧光屏上的荧光物质，使其发光，显示出样品像，如果要对样品进行照相记录让电子束照射在照相底片上使其曝光产生潜影，将曝光后的底片冲洗放大，便得到通常看到的电镜照片。

电镜除电子光学系统外，还有电气系统和真空系统。电气系统为电子光学系统提供稳定的电压和电流；真空系统保持电子光学系统内高真空状态，为电子束运动提供通道。

透射电镜操作：

(1) 开电源，抽真空。

(2) 照明系统(电子枪与聚光镜)合轴。

(3) 取放样品。

(4) 加速电压选择，物镜光阑选择，观察区域选择，放大倍数选择，图像聚焦和拍照记录。

(5) 关机操作。

(三) 扫描式电子显微镜

通过电子束在样品表面逐行扫描，利用样品表面反射信息成像的电镜称为扫描电镜(图 1-3)。分辨能力在 5nm 左右，它的成像特点立体感很强，适合观察组织细胞的表面形态。

1. 电子束与样品的相互作用 电子束通过聚光镜和物镜会聚后，穿过扫描线圈，使电子束在样品表面扫描，样品表面逐点逐行反射出二次电子，二次电子的数量多少取决于对应扫描点样品表面形貌。

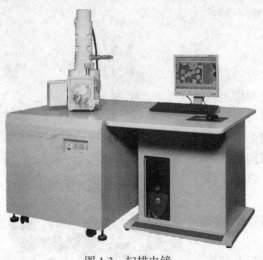

图 1-3 扫描电镜

2. 二次电子的检测和放大 二次电子被一个具有正电位的收集极吸引收集后，打在闪烁体上，闪烁体被激发发光，这个光信号进入光电倍增管高倍放大后输出一个电信号，这一信号再经视频放大器放大后加在显像管的栅极上用以控制显像管荧光屏上扫描光栅的亮度，由于电子束和显像管的扫描信号是同步的，样品上每一个扫描点上发出信号的强弱与荧光屏上相应的点亮度变化相一致。二次电子多则亮，反之则暗，这样就形成了样品表面形貌的二次电子显微像。扫描电镜放大倍数定义为荧光屏上图像长度与电子束在样品表面相应方向扫描长度之比。例如：图像长度为 100mm，样品上扫描长度为 20μm，则放大倍数为：

$$M=100mm/20\mu m=5000(倍)$$

扫描电镜操作：

(1) 开电源，抽真空。

(2) 取放样品。

(3) 加速电压选择，观察区域选择，放大倍数选择，倾斜选择，工作距离选择，图像聚焦和拍照记录。

(4) 关机操作。

(四) 激光扫描共聚焦显微镜

1. 激光扫描共聚焦显微镜的特点 激光扫描共聚焦显微镜(图 1-4)是 20 世纪 80 年代发展起来的一项具有划时代意义的高科技新产品，是当今世界上最先进的分子细胞生物学分析仪器。它是在荧光显微镜成像基础上加装了激光扫描装置，利用计算机进行图像处理，使用紫外或可见光激发荧光探针，从而得到细胞或组织内部微细结构的荧光图像，成为形态学、分子细胞生物学等领域中新一代强有力的研究工具。

传统的光学显微镜使用的是场光源，标本上每一点的图像都会受到邻近点的衍射光或散射光的干扰；激光扫描共聚焦显微镜利用激光扫描束经照明针孔(pinhole)形成点光源对标本内焦平面上的每一点扫描，标本上的被照射点，在探测针孔处成像，由探测针孔后的光电倍增管(PMT)或冷电感混合器件(CCD)远点或逐线接收，迅速在电脑屏幕上形成荧光图像。照明针孔与探测针孔相对于物镜焦平面是共轭的，焦平面上的点同时聚焦于照明针孔和发射针孔，焦平面以外的点不会在探测针孔处成像，这样得到的共聚焦图像是标本的光学横断面，克服了普通显微镜图像模糊的缺点。

2. 激光扫描共聚焦显微镜功能概述

(1) 光学切片：共聚焦成像利用照明点与探测点共轭这一特性，可有效抑制同一焦平面上非测量点的杂散荧光及来自样品中非焦平面的荧光，从而获得普通光镜无法达到的分辨率，最小分辨距离可达30nm。同时具有深度识别能力(最

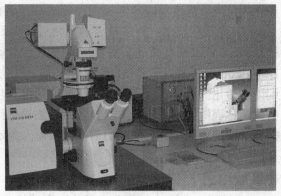

图1-4 激光扫描共聚焦显微镜

大深度一般为 200~400μm)及纵向分辨率，因而能看到较厚生物标本中的细节。它以一个微动步进马达(最小步距可达 0.1μm)控制载物台的升降，可以逐层获得高反差、高分辨率、高灵敏度的二维光学横断面图像，从而对活的或固定的细胞及组织进行无损伤的系列"光学切片"(optical sectioning)，得到其各层面的信息。这种功能也被形象地称为"显微CT"。

(2) 三维图像重建：激光扫描共聚焦显微镜通过薄层光学切片功能，可获得标本的真正意义上的三维数据，经计算机图像处理及三维重建软件，沿 X、Y 和 Z 轴或其他任意角度来观察标本的外形及剖面，并得到其三维立体结构，从而能十分灵活、直观地进行形态学观察，并揭示亚细胞结构的空间关系。

另外，激光扫描共聚焦显微镜可以对细胞的面积、平均荧光强度、积分荧光强度、细胞周长、形状因子及细胞内颗粒数等参数进行自动测定。

3. 在细胞生物学中的应用

(1) 激光细胞显微外科及光陷阱技术：激光扫描共聚焦显微镜可将激光作"光子刀"使用，以完成细胞膜瞬间穿孔，线粒体、溶酶体等细胞器烧灼与染色体切割，神经元突起切除等一系列细胞外科手术。

光陷阱(optical trap)技术是利用激光的力学效应，将一个微米级大小的细胞器或其他结构钳制于激光束的焦平面，也可称为光钳(optical tweezer)。可利用光钳技术来移动细胞的微小颗粒和结构(如染色体、细胞器)、进行细胞融合、机械刺激及细胞骨架弹性测量等。

(2) 荧光光漂白恢复(FRAP)技术：此技术借助于高强度脉冲式激光照射细胞的某一区域，从而造成该区域荧光分子的光猝灭，该区域周围的非猝灭荧光分子将以一定速率向受照区域扩散，用激光扫描共聚焦显微镜可直接对此扩散速率进行监测。由此揭示细胞结构和各种变化的机制，因而可用以研究细胞骨架构成、核膜结构和大分子组装等。

(3) 胞间通讯的研究：动物细胞中缝隙连接介导的胞间通讯被认为在细胞增殖和分化中起着非常重要的作用。激光扫描共聚焦显微镜通过测量细胞缝隙连接介导的分子转移，观察相邻细胞之间的胞间通讯。可用于研究肿瘤启动因子、生长因子以及细胞内 Ca^{2+}、pH 和 cAMP 对缝隙连接和胞间通讯的影响。

(4) 细胞膜流动性测定：细胞膜荧光探针受到极化光线激发后，其发射光极性依赖于荧光分子的旋转，而这种有序的运动自由度依赖于荧光分子周围的膜流动性，故极性测量可间接反映细胞膜的流动性。因此，通过专用计算机软件，激光扫描共聚焦显微镜可对细胞膜的流动性进行定量和定性分析。这种膜流动性测定在膜的磷脂酸组成分析、药物效应，

和作用位点、温度反应测定及物种比较等方面有重要作用。

(5) 光活化技术：许多重要的生物活性物质和化合物(如神经递质、细胞内第二信使、核苷酸、Ca^{2+}及某些荧光素等)均可形成笼锁化合物，如 Ca^{2+}的笼锁化合物主要有 Nitr-5 和 DM-nitrophen。当处于笼锁(caged)状态时，其功能被封闭：一旦被特定波长的瞬间光照射，则因光活化而解笼锁(uncaged)，其原有活性和功能得到恢复，从而在细胞增殖、分化等生物代谢过程中发挥作用。激光扫描共聚焦显微镜即具有光活化测定功能。可以控制使笼锁探针分解的瞬间光波长和照射时间，从而人为地控制多种生物活性产物及其他化合物发挥作用的时间和空间。

【实验用品】

1. **材料** 血涂片、羊毛交叉片、字玻片。
2. **器材** 显微镜、载玻片、盖玻片、擦镜纸、纱布。
3. **试剂** 香柏油、二甲苯。

【内容和方法】

一、显微镜的基本结构与性能

普通光学显微镜外形因生产厂家与型号的不同稍有差异。但基本结构相似，现以图 1-5 所示，将显微镜作如下分解说明。

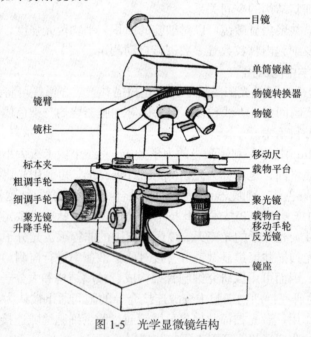

图 1-5 光学显微镜结构

(一) 机械部分

1. **镜座** 是显微镜的底座，以支撑整体的结构，底座较重，有稳定作用。
2. **镜柱** 与镜座垂直相连接的短柱。
3. **镜臂** 镜柱上方倾斜部位，其支持连接镜筒，也是握拿显微镜的部位。
4. **镜筒** 在整体的最上端一个圆筒状结构，有目镜套入其内。双目显微镜改为多边形立体结构,用以缩短显微镜的高度。

5. 单筒镜座 在镜筒下方一个底为近方形上面有前后各为倾斜面的装置,在左下方有一个旋钮,拧紧后以固定镜筒位置。双目显微镜改为一个环扣状结构,使上方的目镜组合体可以旋转方向,有一个螺丝固定使其静止不动。

6. 载物台(平台) 与镜柱相垂直连接的黑色方形台,为玻片标本放置处,中央有一圆形或椭圆形的透光孔。

7. 标本夹 在平台右外侧有一按钮,拨动按钮可使标本夹张开,把玻片放置其中,可先使玻片固定在一侧的固定条板处,再轻轻松开按钮即可夹住玻片。

8. 移动器 位于平台右下角,有一手轮。由两个调节器组成,靠上一个可使标本夹前后移动,靠下一个可使标本夹左右移动。

移动器上有纵横游标尺(简称为移动尺),用以测定标本中目的物在视野中的方位和移动距离。游标尺由主游标尺"A"和副游标尺"B"组成。副标尺与标本夹的组成部分相连。副标尺与主标尺上都有数字刻度。副标尺的分度为主标尺的9/10。使用时,先看副游标尺的"0"点位置,然后看主标尺的一致点。

9. 升降调节器 在镜柱两侧各有一组大小两种密合的螺旋,转动螺旋可使平台上下移动,以调节焦距。其中又包含下列部分。

(1) 粗调节器:转动粗调手轮时要使平台以较快速度升降,适用于低倍镜观察时使用。顺时针方向转动可使平台上升;逆时针方向则使平台下降。

(2) 细调节器:转动细调手轮时,其升降与粗螺旋保持同步一致,但升降位移缓慢,适用于高倍镜及油镜或低倍镜调整清晰时使用。有时需观看标本的不同层次时也可使用。

(3) 粗调节器松紧调节轮:在左或右侧粗调节轮内侧,靠近镜柱处,向外转时,可使调节轮旋转时偏紧;向后转动时,偏松。

(4) 粗调限位环凸柄:在右侧粗调节轮内侧的一短柄环,当粗调至物像清晰后,把限位凸柄向前推紧,粗调即可限位,平台不能再上升。但不妨碍细调。

有的显微镜缺少(3)和(4)结构。

10. 物镜转换盘(器) 为一凸型圆盘,位于镜筒下方,其下方有 3~4 个物镜孔,可安装不同放大倍数的物镜。调看不同放大倍数的物镜时,可用手指相对按紧转换器上的齿痕旋转此盘,换取所需放大倍数的物镜。

盘内有一 T 形卡,而每个物镜孔外侧边缘有一缺刻,用以对准位置和固定,使物镜和光轴同心。

(二) 照明部分

1. 反光镜 位于底座中央的一个圆形镜面,镜面可分为平、凹两面。镜框由万向接头连接,因此可任意调至各种不同方向与角度。反光镜能将光线反射进聚光镜。当光源较强时采用平面镜反射;凹面镜有聚光作用,适用于光线较弱或日光灯等散光场所。使用灯光为光源的显微镜没有反光镜,光源亮度的调节在镜座右侧电源开关的前方,该旋钮向前灯光变亮,向后则使灯光变暗。

2. 聚光器 位于载物台透光孔下方,由一组透镜组成,可使反光镜反射上来的光线集中于标本上,以增加亮度。其左侧方有一螺旋,转动时可使聚光器起升降作用。上升时光线增强；下降时则光线减弱。

3. **光圈**(光阑)　在聚光镜下方，由一组金属片组成，右外侧有一小柄，拨动时可使光圈扩大或缩小，以调节光亮度。光圈下方尚有一滤光片圆环，可放置各种颜色的滤光片。

(三) 光学部分

1. **目镜**　套在镜筒上端的短圆形状物，其上刻有 10× 或 15× 等符号，表明目镜的放大倍数为 10 倍或 15 倍，低倍镜筒比高倍镜筒长。双目目镜基部有一旋钮，可以单独调节该目镜的焦距，以适应两眼视力不同的观察者的需要。两目镜之间的间距可以通过目镜基座左右调整，以适应不同观察者的眼距。

2. **物镜**　根据物镜的放大倍数不同可分为低倍镜、高倍镜和油浸镜(油镜)三种。每个物镜上都刻有相应的标记。N.A.表示镜口率(孔径数值)。筒身的长短依倍数的增加而增长。

(1) 低倍镜：镜筒上有一圈红色(或蓝色)图纹表示。筒上刻有 4× 或 10× 字样，以表示该物镜的放大倍为 4 倍或 10 倍。如以 10 倍物镜为例，筒上刻有 10/0.25 和 160-。其中 0.25 为镜口率(N.A.0.25)；160 为 160mm 的镜筒长度。

(2) 高倍镜：筒身有一圈黄色图纹，并刻有 40× 或 45× 字样，以表示该物镜放大倍数。刻有 40/0.65 和 160/0.17，其中 0.17 为所需盖玻片的厚度为 0.17mm。

(3) 油镜：筒身上有一圈白色图纹。刻有 90× 或 100× 字样，并刻有 100/1.25 和 160/0.17字样。有的显微镜油镜头直接刻有"油"字。从外形上观察，油镜最长，镜孔最小，高倍镜次之，低倍镜最短，镜口最大。显微镜的放大倍数=目镜的放大倍数×物镜的放大倍数。如低倍镜放大倍数为 10(目镜)×10(物镜)=100 倍(表示为 10×10，或者 100×)，如目镜是16×，那么就是 16×10=160 倍。

二、显微镜的使用方法

(一) 低倍镜的使用

1. **准备**　打开镜箱，用右手握镜臂，取出显微镜，以左手托住镜座，轻轻放于实验台座位正偏左侧，使镜座距桌沿约 5cm 为宜。

2. **对光**　转动粗调节器，使物镜与载物台距离略拉开，转动物镜转换器使低倍镜对准光孔，当听到一声轻微扣紧声时，表示目镜与物镜的光轴一致，打开光圈(从反光镜中可窥视)，上升聚光镜。双目齐睁，用左眼向目镜内观察，转动反光镜(一般用凹面镜)，约以光源与透光孔成 45°角，将聚光镜内反射光线射入视野内，以观察到镜内明亮均匀为止。电源为光源的显微镜，开电源，调节光源亮度为中等程度。调节目镜距离以适应自己的眼距，当看到视野中的两个亮圈为一个亮圈时，眼距适应性调节完成。

3. **放置玻片标本**　右手拨动按钮，使标本夹张开，左手拿放玻片(注意使有盖玻片的玻片标本盖玻片面朝上)放置在载物台平面上靠近底部，松右手，标本安放成功。转动移动器，使标本移向透光孔中央。

4. **调焦距**　先将粗螺旋调至标本与低倍镜相距 0.5cm 处(有的显微镜可以调至最短距离后，不再移动)，再慢慢转动粗调节器使平台下降，将距离拉开，这样直到左眼看到物像清晰为止。如第一次因失误没有成功，必须从头开始。调焦距时，有时因标本不在观察视野以内难以确定焦距是否已调好，此时只要看到物体(如玻片上的尘埃等物)，调节移动器，能见到物体移动，即可说明焦距已大致调好。再调移动器，寻找所要观察的标本。

(二) 高倍镜的使用

(1) 先在低倍镜下找到目的物，将要放大的部分移至视野中央。

(2) 从侧面注意观察物镜，转动转换器，使高倍镜对准透光孔。

(3) 从目镜观察，一般配套较好的显微镜，即可看到模糊的目的物，此时工作距离(物镜与标本之间距离)有可能超过或不够，只需轻轻地转动细调节器，即可得到清晰的图像。如找不到图像，可能有以下几种原因：

1) 被观察的目的物不在视野中央，需从低倍镜中移至中央再转换高倍镜。

2) 标本色浅，光太强，应缩小光圈(或降低聚光镜)，减弱光源射入。

3) 标本片放反了，使观察标本与物镜间相距一个载玻片距离，应将玻片翻面后调焦观察。

4) 有的低倍镜看到标本后，转动高倍镜碰到片子，首先可能是玻片放反，也可能是低倍镜或高倍镜没拧紧，造成距离偏差，应拧紧物镜，即可纠正。

如高倍镜本身与低倍镜相距不配套，在低倍下找到后，非上述 3) 和 4) 的原因，则可拉开距离，把高倍镜对准透光孔后，先调工作距离为最短时，再转动细调节器，直至清晰为止。

如需更换标本，应先转开物镜，取出标本再放置新的。如玻片厚度是统一的，再转入物镜即可，不必降低平台，拉开距离，再从头做起。

(三) 油镜的使用

(1) 转开高倍镜，在玻片上(透光孔中央位置)滴一滴香柏油，眼睛注意侧面，转入油镜使油与油镜镜面形成一个油柱，由于香柏油的折光率与玻璃相近，均在 1.55 左右，(空气为1)，可以减少光的折射，增加标本观察的亮度。

(2) 慢慢上下调节细螺旋，直到目的物清晰为止。

(3) 油镜使用后，先下降平台，把镜头转向一侧，用擦镜纸把镜头上的油擦干净，再用擦镜纸沾少许二甲苯轻擦，最后用干净擦镜纸擦干净。无盖玻片的玻片如血涂片、染色体滴片(未加盖片封固者)则不能擦洗。

(四) 低倍镜和高倍镜的使用练习

(1) 观察血涂片，由于血涂片一般是用瑞氏染液染色，呈蓝紫色，因此只需把有颜色的对准透光孔，即可找到血细胞。

(2) 观察字玻片，肉眼和显微镜中图像关系的比较。

(3) 观察羊毛交叉装片，由于羊毛交叉的观察面比血涂片小，不易找到，因此要熟练掌握调焦距后才能将交叉点置入镜下。方法是先用低倍镜找到羊毛交叉，移到中央，再转换高倍镜观察。

(五) 油镜的使用练习

取血涂片(或自制血涂片)置于镜下，先用低倍镜找到细胞，换入高倍镜观察，再用油镜观察。注意油不要太多，一般仅需一滴。

注意事项：

(1) 取显微镜时应轻拿轻放，切勿一手斜提，使镜头或其他零件脱落。

(2) 观察玻片上有液体的临时装片时，要加盖玻片，以免水与镜头接触，使镜头受湿日久霉变。

(3) 人的单眼观察，往往因人而异，有的人右眼是主眼，有的人左眼是主眼，好像右利手和左利手一样，因此当你是习惯用右眼的，必须更改为左眼观察，如两眼睁开看不习惯，可先用手挡住右眼，等左眼看清后，再逐渐放开右眼，反复练习，直至能双眼齐睁，这样有利于绘图且眼睛不累。

(4) 不要随便取出目镜，以免灰尘落入镜筒内，影响观察和损坏显微镜。

(5) 镜下的视野是一个圆面形，好似一个钟面，有某方位不能确定是何物时，以钟面所示方向，如 11 点和 3 点方向向老师提问，这样比所讲左上角或右上角所示正确。

(6) 切忌将弧形标本夹自行收回，以免回缩过猛将玻片弹出。

使用完毕，检查玻片取出否，用擦镜纸将镜头擦拭干净再把镜头移开，不要使其对准透光孔，同时将反面镜垂直于镜座，以免积灰，然后放回原处。显微镜带有绸布的应用绸布将显微镜包扎好，有木箱的应将显微镜放入木箱内。

【实验流程】

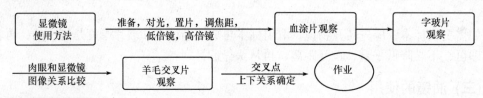

【作业和思考题】

(1) 填图注明光学显微镜各部件的结构名称。

(2) 为什么使用高倍镜和油镜时，必须从低倍镜开始？

(3) 用什么方法和步骤来说明标本与影像之间的关系？

(曾凡龙)

实验二 细胞形态结构的观察

【实验目的】

(1) 掌握光镜下真核细胞的基本形态结构。

(2) 初步掌握临时制片和显微绘图的方法。

【实验用品】

1. **材料** 雄性成熟小鼠、人口腔上皮细胞、树叶、梨子、西红柿、大白鼠小肠上皮切片、平滑肌纵切片。

2. **器材** 光学显微镜、解剖刀、小剪刀、小镊子、解剖针、载玻片、盖玻片、吸管、牙签、纱布、擦镜纸、吸水纸、小培养皿。

3. **试剂** 1%碘液、0.9%的生理盐水。

【内容和方法】

(一) 临时制片与观察

在显微镜下观察的标本，有临时制片和永久制片两种。临时性的标本片是指在进行实验观察时，临时制备的不能长期保存的标本片。临时制片有装片、切片和涂片等。

1. 人口腔黏膜上皮细胞临时制片与观察

(1) 载玻片与盖玻片的揩擦：取一张载玻片，用左手拇指及食指夹住载玻片长轴的两端，右手用食指和拇指夹取一块清洁的纱布，将玻片上下两面均匀擦拭，直到完全清洁为止。再取一张盖玻片，可用食指和拇指轻轻捻搓的方式擦拭。但盖玻片小而薄，用力要轻而均匀，否则易破碎。

(2) 标本的制备：取一已擦净的载玻片，在其中央滴一滴生理盐水。先清洁口腔，然后用左手托腮部，用消毒牙签阔端在自己口腔面颊部黏膜上刮取少许上皮细胞，将刮下的上皮细胞放于生理盐水中轻轻摆动，使细胞分散；吸一小滴碘液滴在标本上，染色 1~2 分钟，然后用镊子轻轻夹住盖玻片的一端，将其对侧端先接触载玻片的液体，并与载玻片呈小于 45°的角度，慢慢地倾斜盖下，防止产生气泡。再用吸水纸从盖玻片的一端吸去多余的水分。

(3) 观察：将已制备好的人口腔上皮细胞临时制片置于显微镜的载物台上，先用低倍镜观察，可见被染成淡黄色的细胞，成群或分散存在。选择完整而轮廓清楚的细胞移至视野中央，转换高倍镜观察，可见口腔上皮细胞为扁平椭圆形细胞，被碘液染成黄色，核中可见一致密的小体，即核仁；在细胞核与细胞膜之间的物质，称为细胞质，其中分布有细胞器(图 2-1 和书后彩图中的附图 8、附图 9)。

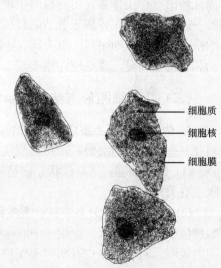

细胞质

细胞核

细胞膜

图 2-1 人口腔上皮细胞基本结构

2. 西红柿果肉细胞的制备和观察

(1) 标本的制备：取一已擦净的载玻片，放置在平台上。滴一小滴碘液在载玻片的中央。用牙签挑取少量西红柿果肉，放在碘液上，用牙签碾碎果肉，染色 1~2 分钟，然后用镊子轻轻夹住盖玻片的一端，将其对侧端先接触载玻片的液体，并与载玻片呈小于 45°的角度，慢慢地倾斜盖下，防止产生气泡。再用吸水纸从盖玻片的一端吸去多余的水分。

(2) 观察：西红柿的果肉细胞大小不同，大多为圆形，参见书后彩图附图 10、彩图附图 11 中的形态。

3. 梨子石细胞的制备和观察

(1) 标本的制备：取一已擦净的载玻片，放置在平台上。滴一滴碘液在载玻片的中央。用牙签挑取少量梨子的果肉，放在碘液上，用牙签碾碎果肉，染色 1~2 分钟，然后用镊子轻轻夹住盖玻片的一端，将其对侧端先接触载玻片的液体，并与载玻片呈小于 45°的角度，慢慢地倾斜盖下，防止产生气泡。可用牙签轻轻按压盖玻片，使果肉尽可能变薄。再用吸水纸从盖玻片的一端吸去多余的水分。

(2) 观察：梨子细胞多为多边形和长梭形。可见一些染色略深的细胞聚集成核心，这就是梨子的石细胞；在其周围辐射状排列有梨子的果肉细胞。参见书后彩图中的附图 6、附图 7 中的形态。

4. 叶片气孔保卫细胞的制备和观察

(1) 标本的制备：取一已擦净的载玻片，放置在平台上。取叶子的下表皮，放在载玻片上。滴一滴生理盐水在表皮上。然后用镊子轻轻夹住盖玻片的一端，将其对侧端先接触载玻片的液体，并与载玻片呈小于 45°的角度，慢慢地倾斜盖下，防止产生气泡。

(2) 观察：叶子的气孔由两个保卫细胞组成，在低倍镜下，可以看到许多人眼状的形态。高倍镜下，可以看到两个保卫细胞组成的气孔处于开放状态或闭合状态。参见书后彩图附图 14、彩图附图 15 中的形态。

5. 小鼠精子悬液的制备和观察 取一雄性小鼠，断颈法处死，方法见彩图附图 1、彩图附图 2，打开腹腔取出睾丸和附睾，放入盛有 3~5ml 生理盐水的培养皿中，用剪刀剪开睾丸精细管，用牙签在培养皿的生理盐水中充分搅拌，使精子游离出来，制成精子悬液。吸一滴悬液和组织碎块于清洁的载玻片上，盖上盖玻片，低倍镜下观察，可见到许多活动的精子，它们形如蝌蚪，由头部、中段和尾丝三部分构成。再在高倍镜下观察，精子的活动和结构更明显。观察使注意要调暗光源或进入物镜的光强。

(二) 几种细胞形态结构的示教与观察

1. 大白鼠小肠上皮切片 高倍镜下观察，小肠上皮为单层柱状上皮，由大量的柱状细胞及一些杯状细胞交错紧密排列而成。

(1) 柱状细胞：呈高柱状，核呈椭圆形，染色较深。细胞向着肠腔端有纹状缘(与营养吸收有关)。

(2) 杯状细胞：分布在柱状上皮细胞之间，形如高脚杯状。杯口向着细胞游离面，细胞核位于基底部附近。细胞质中有一个大的卵圆形的空腔，其中充满黏液，从杯口分泌至细胞表面，对小肠上皮有润滑和保护作用。

2. 平滑肌纵切片观察 低倍镜下可见平滑肌细胞呈长梭状，细胞核呈棒状或椭圆形，常位于肌细胞的中央，细胞与细胞之间交错排列。

【实验流程】

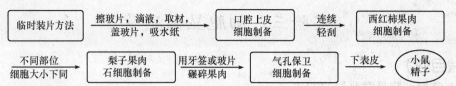

【作业和思考题】

(1) 生物绘图的方法和要点是什么？你认为生物绘图与美术绘图有何不同，为什么？

(2) 绘制不同类型的细胞，并说明细胞形态与哪些因素有关系。

(卫荣华　曾凡龙)

实验三　细胞显微测量

【实验目的】

(1) 掌握细胞显微测量的方法。

(2) 熟悉细胞显微测量原理。

(3) 了解细胞大小、形态与功能的关系。

【实验原理】

显微测量尺可用来测量显微镜下标本的大小。包括目镜测微尺和镜台测微尺，二者配合使用。目镜测微尺(目尺)(图 3-1)是一块可放在目镜内隔板上的圆形小玻片，其中央有精确的等分刻度，把 10mm 长度刻成 100 等分。用以测量经显微镜放大后的细胞物像。测量时，将其放在目镜中的隔板上(此处正好与物镜放大的中间像重叠)来测量经显微镜放大后的细胞物像。由于不同目镜、物镜组合的放大倍数不相同，目镜测微尺每格实际表示的长度也不一样，因此目镜测微尺测量细胞大小时须先用置于镜台上的镜台测微尺校正，以求出在一定放大倍数下，目镜测微尺每小格所代表的实际长度，然后才能用来测量细胞的大小。

镜台测微尺(台尺)是中央部分刻有精确等分线的载玻片，一般将 1mm 等分为 100 格，每格长 10μm(即 0.01mm)，是专门用来校正目镜测微尺的。

由于镜台测微尺与细胞标本是处于同一位置，都要经过物镜和目镜的两次放大成像进入视野，即镜台测微尺随着显微镜总放大倍数的放大而放大，因此从镜台测微尺上得到的读数就是细胞的真实大小，所以显微测量时，先用镜台测微尺标定目镜测微尺每小格所代表的长度，再用目镜测微尺去测量标本的长度(图 3-2)。

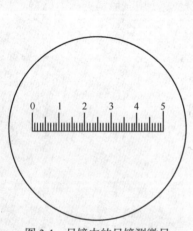

图 3-1　目镜中的目镜测微尺

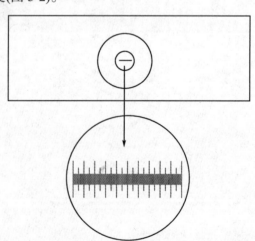

图 3-2　镜台测微尺和放大的 1mm 标尺

【实验用品】

1. **材料**　人口腔上皮细胞、洋葱表皮细胞。

2. **器材**　光学显微镜、目镜测微尺、镜台测微尺、载玻片、盖玻片、牙签、纱布、擦镜纸。

3. **试剂**　1%碘液、0.9%的生理盐水。

【标定及测量方法】

(1) 将镜台测微尺刻度向上，置于镜台上夹好，将刻度移至通光孔中央，用低倍镜观察，对准焦点，看清刻度的全长，如有 10 大格，每大格又分 10 格，每一小格为 0.01mm (10μm)。

(2) 取下目镜，旋下目镜上面的透镜，然后将目镜测微尺有刻度的一面朝下放入目镜镜筒内，再旋上目镜的透镜。

(3) 先用低倍镜观察，调节焦距，从目镜中观察镜台测微尺和目镜测微尺的刻度，转动目镜和移动镜台测微尺，使目镜测微尺的"0"刻度和镜台测微尺的"0"刻度重合，然后从左向右看二刻度线的(最远)重合处，记录重合处目镜测微尺和镜台测微尺的刻度。

用下式即可计算目镜测微尺每小格表示的实际长度：

$$目镜测微尺每小格实际长度(μm) = \frac{镜台测微尺刻度}{目镜测微尺刻度} \times 10μm$$

如低倍镜下所标定的目镜测微尺的全长为 50 格相当于镜台测微尺 68 格，即可求出目镜测微尺的每小格等于 13.6μm(Lpu=13.6μm)。

用同法可测得高倍镜下目镜测微尺每小格的实际长度(Hpu=3.4μm)。

【内容和方法】

人口腔上皮细胞、洋葱表皮细胞　见书后彩图中的附图 12、附图 13。

(1) 标本的制备方法同实验二。

(2) 取下镜台测微尺，换上需要测量的玻片标本，根据所用物镜，将目镜测微尺测量的细胞长度的格数，乘以每格所代表的微米数，即为细胞的实际长度。

(3) 测量人口腔上皮细胞、洋葱表皮细胞。

在测量过程中为了克服细胞之间误差，要求分别测量三个以上的人口腔上皮细胞和洋葱表皮细胞的长径和短径，列表记录并算出其平均值。

如果选用不同倍数的物镜与目镜时，就须重新计算。

测量记录表格：

细胞测量结果(Lpu=13.6μm，Hpu=3.4μm)

项目	(细胞)长径					(细胞)短径				
	1	2	3	平均	实际	1	2	3	平均	实际
人口腔上皮细胞(高倍)										
洋葱表皮细胞(低倍)										

【实验流程】

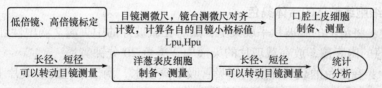

【作业和思考题】

(1) 显微测量的原理是什么？你用的显微测量方法有何优缺点，如何避免缺点？

(2) 植物细胞和动物细胞的大小如何，为什么会这样？

(曾凡龙)

实验四　细胞器的观察

【实验目的】

(1) 进一步掌握临时制片方法和绘图方法。

(2) 熟悉光镜下细胞器的形态。

(3) 了解线粒体、细胞骨架的染色原理和显色方法。

【实验用品】

1. **材料**　人口腔上皮细胞、洋葱。

2. **器材**　光学显微镜、剪刀、镊子、解剖针、载玻片、盖玻片、染色缸、注射器、恒温水浴锅或温箱、小培养皿、吸管、吸水纸。

3. **试剂**　中性红-詹纳斯绿染液、6mmol/L 磷酸缓冲液、2% TritonX-100 液、M-缓冲液、3%戊二醛、0.2%考马斯亮蓝染液。

【内容和方法】

一、细胞内线粒体的显示

(一) 原理

线粒体是细胞内的一个重要的细胞器，是细胞内能量储存和供能的场所。线粒体内含有细胞色素氧化酶，当用詹纳斯绿进行染色时，细胞色素氧化酶能与詹纳斯绿发生氧化反应，线粒体呈现为蓝绿色，而细胞质则被还原成无色的区域。

(二) 方法

1. 人口腔上皮细胞线粒体的活体染色

(1) 制片：将清洁的载玻片平放在桌上，然后在载玻片的中央滴 1~2 滴中性红-詹纳斯绿染液。用牙签轻轻地刮自己口腔壁的内侧，将刮出物连牙签一起弃之。然后用另一支牙签在原位刮取口腔上皮细胞于载玻片染液中混匀，盖上盖玻片，染色 2~3 分钟。

(2) 观察：高倍镜下可见口腔上皮细胞的细胞质中，散在一些被染成亮绿色的粒状和短棒状的颗粒，即为线粒体。

2. 植物细胞线粒体的活体染色

(1) 制片：将清洁的载玻片平放桌上，然后在载玻片的中央滴 2 滴中性红-詹纳斯绿染液。撕取洋葱的内表皮，放在载玻片的染液中，染色 20 分钟。

(2) 装片：在染色的载玻片上，用吸管吸取蒸馏水，滴于染色的载玻片上，使染液冲淡。盖上盖玻片，用吸水纸吸去多余的水分。

(3) 观察：细胞质中有被染成蓝绿色的小颗粒，此即线粒体。

二、细胞骨架的显示

(一) 原理

用一定浓度的 TritonX-100 液处理洋葱鳞茎表皮细胞，可破坏洋葱鳞茎表皮细胞的细胞壁及表皮细胞的蛋白质，而细胞骨架系统的蛋白质被保留下来，经戊二醛固定处理和考马斯亮蓝染色后，能在光镜下观察到细胞骨架微丝的结构。

(二) 方法

(1) 撕取洋葱鳞茎，浸入装有 6mmol/L 磷酸缓冲液的烧杯中处理 5 分钟。

(2) 弃去 6mmol/L 磷酸缓冲液，加入 TritonX-100 液，置 37℃ 水浴锅中处理 20 分钟。

(3) 弃去 2% TritonX-100，加入 M-缓冲液，反复洗涤三次，每次 5 分钟。

(4) 弃去 M-缓冲液，加入 3%戊二醛固定 10 分钟。

(5) 弃去戊二醛，用 6mmol/L 磷酸缓冲液反复冲洗 3 次，每次 5 分钟。

(6) 弃去 6mmol/L 磷酸缓冲液，加入 0.2%考马斯亮蓝染液，染色 15~20 分钟。

(7) 弃去染液，用水冲洗标本。

(8) 取出标本，置于载玻片上，摊平，加盖玻片。

(9) 观察。光镜下可见洋葱鳞茎表皮细胞的细胞质中，被染成深蓝色的网络状结构，此即细胞骨架。参见书后彩图附图 22 和彩图附图 23 中的形态。

【实验流程】

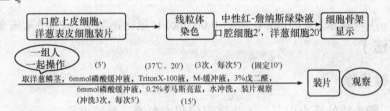

【作业和思考题】

(1) 绘洋葱细胞骨架结构图，并注明各部分结构名称。

(2) 细胞和组织染色的原理是什么？有什么意义？

(刘丹丹)

实验五 细胞核的分离和鉴定

【实验目的】

(1) 掌握分离细胞核的原理。

(2) 熟悉细胞核的鉴定方法。

(3) 了解细胞核的分离过程。

【实验原理】

细胞内各种结构的比重和大小都不相同，在同一离心场内其沉降速度也不同，所以，常用不同介质和不同离心力离心，将细胞内各细胞器和组分分级分离出来。细胞器沉降先后顺序是细胞核、线粒体、溶酶体和其他微体、核糖体和大分子。

细胞核的比重和大小与细胞内其他组分不同。分离细胞核最常用的办法是将组织制成匀浆，在均匀的悬浮介质中用特定的离心力进行离心、分离。

匀浆是指在低温下，将组织块放入匀浆器，加入等渗浆介质进行研磨，破碎细胞，使之成为各种细胞器及其包含物的匀浆液。

【实验用品】

1. **材料** 小白鼠肝脏。

2. **器材** 显微镜、离心机、天平、离心管、滴管、玻璃漏斗、量筒、剪刀、镊子、烧杯、匀浆器。

3. **试剂** 生理盐水、0.25mol/L 蔗糖-0.003mol/L 氯化钙溶液、1%甲苯胺蓝染液。

【内容和方法】

(一) 实验步骤

1. **处死** 断头法处死小白鼠，手提尾部使腹内血液尽量流出。

2. **取材** 迅速开腹取肝，在盛有生理盐水的小烧杯中反复洗涤，称取湿重约 1g 的肝组织放入烧杯中。

3. **匀浆** 加入 8ml 预冷的 0.25mol/L 蔗糖-0.003mol/L 氯化钙溶液于烧杯中，尽量剪碎肝组织，将剪碎的肝组织倒入玻璃匀浆器，使匀浆下端浸入盛有冰块的器皿。左手握持匀浆器，右手将捣杆垂直插入管中匀浆，直至看不到明显的组织块。

4. **过滤** 用 8 层纱布过滤匀浆液于离心管中。

5. **离心** 在天平上平衡每对离心管，2500 转/分，离心 15 分钟，取上清液与另一离心管中，大约剩余 1ml 左右的上清液。

6. **涂片** 取上清液制一张(标记 1)。将原离心管中剩余上清液吹打沉淀成悬液，另制一张涂片(标记 2)，自然干燥。

7. **染色** 分别在涂片 1、涂片 2 上滴加甲苯胺蓝染液，染色 5~7 分钟(即滴染)。

8. **洗涤** 冲去染液，晾干。

9. **镜检** 结合实验结果的描述，镜下观察分析。

(二) 注意事项

(1) 规范操作，防止滴管、试剂的污染。

(2) 细胞核悬液的平铺要轻柔。

(3) 使用离心机注意平衡，转速从低到高。

(4) 各项混匀的工作，要充分，并且要注意安全，防止液体溢出。

(三) 预期结果

经碱性固绿染色的核体涂片被染成绿色，说明是碱性蛋白，即细胞核。

【实验流程】

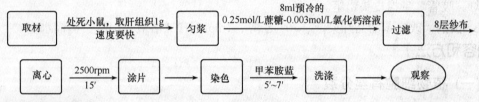

【作业和思考题】

(1) 为什么细胞核被碱性固绿染色成绿色？

(2) 分离细胞核的过程中应该注意哪些问题？

(朱 敬)

实验六 细胞有丝分裂标本制备和观察

【实验目的】

(1) 掌握动植物细胞有丝分裂过程及异同点。

(2) 掌握植物细胞有丝分裂临时压片方法。

【实验用品】

1. 材料 洋葱根尖、马蛔虫子宫切片。

2. 器材 显微镜、水浴锅、镊子、小烧杯、刀片、吸水纸、载玻片、盖玻片、表面皿、酒精灯、吸管、带橡皮头铅笔。

3. 试剂 改良苯酚品红染液、70%乙醇、1mol/L HCl 溶液、甲醇、蒸馏水。

【内容和方法】

(一) 植物细胞有丝分裂

1. 洋葱根尖压片

(1) 取材：取洋葱鳞茎，剪去老根，置于盛满清水的小烧杯上，气温 30℃左右，3~4天后，根茎部长出不定根，待长至 1~2cm 时，剪下根尖约 0.5cm，置于甲醇固定液中固定。3 小时后转入 70%乙醇中，冰箱保存备用。

(2) 水解：将根尖取出，水洗后放入盛有少量 1mol/L HCl 的小烧杯中，并置于 60℃恒温水浴锅中水解约 10~15 分钟，直至根尖发白。

(3) 染色：将材料取出，水洗后置于载玻片上，滴数滴改良苯酚品红染液，用解剖针将组织分散，染色 15~20 分钟。

(4) 压片：见材料染成红色时，吸去多余染液，盖上盖玻片，在盖玻片上放二层吸水纸，用铅笔橡皮头对准标本扣压(不要挪动标本)，使细胞和染色体铺展开来。

2. 镜检 观察洋葱根尖压片，先在低倍镜下观察，选择分裂象较多的部位，转至视野中央，再转高倍镜观察，可见分散的分裂间期及有丝分裂各期的细胞。参见图 6-1 以及书后彩图中的附图 31、附图 32 中的形态。

(1) 间期：有明显的细胞核，染色质分布较均匀。由于染色质易与碱性染料结合，细胞核的颜色比细胞质深。核中可见到 1~3 个染色较浅呈球状的核仁。

(2) 前期：核膨大，染色质逐渐螺旋化变为丝状的染色线，其后染色线进一步缩短变粗，形成染色体，染色单体纵裂为二(光镜下一般不易见到)同时核仁逐渐消失核膜破裂。

(3) 中期：核膜完全崩解。染色体排列于细胞中部的赤道面上(即纺锤体中央，在压片标本上纺锤体不易见)正面观成一直线称赤道板。每条染色体着丝点与纺锤线相连。此时，染色体形态最典型，每条染色体都已纵裂为两条染色单体，由一个着丝粒相连。

(4) 后期：着丝粒纵裂为二，两条染色单体分开，形成两组染色体，分别移向细胞两极。

(5) 末期：染色体移到两极并解旋为染色质。核膜核仁出现，细胞中部出现隔膜，并逐步向两边缘发展形成细胞板，将一个细胞分裂成两个子细胞，每个细胞，各包含一个细胞核。

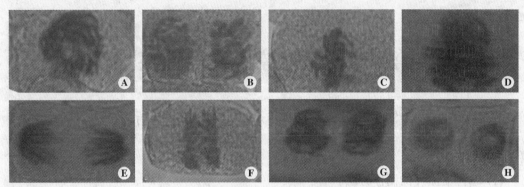

图 6-1 洋葱根尖细胞分裂
A、B 前期，C、D 中期，E、F 后期，G 末期，H 子细胞

(二) 动物细胞有丝分裂

马蛔虫子宫切片(示教)。低倍镜下可见子宫内有很多已受精的卵。马蛔虫卵细胞的最外围，有一层很厚的结构，称受精膜。膜内为宽大的围卵腔。受精卵即漂浮于围卵腔内。对照插图观察受精卵有丝分裂各期。

动物细胞有丝分裂过程和植物细胞基本相同，其全过程也分为前、中、后、末四个时期，在染色体的形成、纵裂、分离成两组、核膜及核仁的消失和重现等方面两者基本一致。但有两点主要区别：

(1) 动物细胞有中心体。在前期时，两个中心粒分离，最后各处一极，分离时两中心粒之间出现纺锤体。

(2) 在末期时，动物细胞两个子核间不出现细胞板，而是通过细胞中部的细胞膜内凹，以横缢方式把细胞分裂为二。

【实验流程】

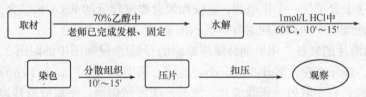

【作业和思考题】

(1) 如何从观察到的静止图像中理解细胞分裂的动态变化？

(2) 绘洋葱根尖细胞有丝分裂各期细胞图，并注明细胞结构名称。

(曾凡龙　王晓雯)

第四章 细胞综合设计性实验

实验七 DNA 和 RNA 的显示

【实验目的】

(1) 掌握血涂片的制作方法。

(2) 熟悉细胞内 DNA、RNA 成分的分布状况。

(3) 了解常见细胞内化学反应的一般原理和方法。

【实验用品】

1. **材料** 蟾蜍。

2. **器材** 光学显微镜、剪刀、镊子、解剖针、载玻片、盖玻片、染色缸、注射器、恒温水浴锅或温箱、小培养皿、吸管、吸水纸。

3. **试剂** 甲基绿-派洛宁混合液、纯丙酮。

【内容和方法】

细胞内 DNA 和 RNA 的显示

1. **原理** 细胞经甲基绿-派洛宁混合染液处理后，细胞内的 DNA 和 RNA 呈现出不同的颜色反应，这种颜色上的差异是因为 DNA 和 RNA 聚合程度的不同，对碱性染料有不同的亲和力而进行地选择性染色。在两种染液混染时，因为 DNA 为高聚分子，甲基绿分子有两个相对的正电荷，它对聚合程度高的 DNA 有强的亲和力使 DNA 染成绿色；RNA 为低聚分子，派洛宁分子仅一个正电荷，它仅和聚合程度较低的 RNA 相结合，使 RNA 染成红色。这样就使细胞中两种核酸的分布显示出来(图 7-1)。

2. **蟾蜍血涂片的制备** 用解剖针捣碎蟾蜍的脊髓(参见彩图中的附图 3、附图 4、附图 5)，处死之后，打开胸腔，剪开心包，小心地将心脏剪开一小口，在干净的载玻片一端沾一小滴的心脏血，右手取另一张载玻片，使其一端紧贴血滴，使血液沿其边缘展开后，以 30°~45°角向玻片的另一端推去(图 7-2)，制成较薄的血涂片，室温下晾干。然后将血涂片置于低倍镜下观察，可见大量的血细胞，选择涂片均匀的部位，移至视野中央，转换高倍镜观察，可见红细胞呈椭圆形，中央有一细胞核。

注意事项：

(1) 取血滴不宜太大，以免涂片过厚，影响观察。

(2) 要使涂片厚薄适中，注意拿片姿势，推片角度和速度要适中，要用力均匀。

(3) 涂片一般在后半部较好。

3. **方法和步骤**

(1) 制备蟾蜍血涂片。

(2) 固定：将晾干的血涂片浸入 70%乙醇中，固定 15~20 分钟，取出后室温下晾干。

(3) 染色：把血涂片平放在染色盘架上，加数滴甲基绿-派洛宁染液于血涂片上，将染液铺平，染色 15~20 分钟。注意不要让染液干涸在载玻片上。

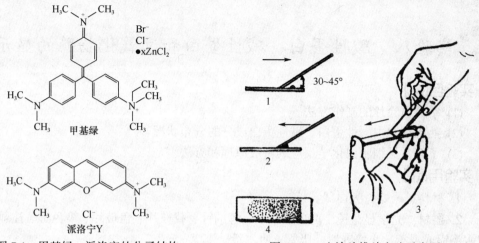

图 7-1 甲基绿、派洛宁的分子结构　　　　图 7-2　血涂片推片方法示意图

(4) 蒸馏水冲洗：用细流水冲洗血涂片，然后将玻片立于吸水纸上，滤去多余的水分。

(5) 分化：将血涂片在纯丙酮中蘸一下进行分化，取出晾干。(此步可根据具体情况而定或省略)。

(6) 观察：在光镜下可见红细胞的核和细胞质各被染成什么颜色？如能看到核仁，应被染成什么颜色？这种染色差异说明什么？参见书后彩图中的附图 16 和附图 17 的形态。

【实验流程】

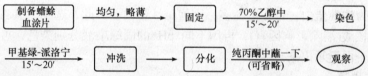

【作业和思考题】

(1) 染色法显示细胞的成分可靠吗？如何理解观察图像与实际物质之间的关系？

(2) 绘蟾蜍血细胞图，显示细胞中的 DNA 和 RNA 的分布。

(曾凡龙)

实验八　酸性蛋白、碱性蛋白和过氧化物酶的显示

【实验目的】

(1) 掌握血涂片的制作方法。

(2) 熟悉细胞内酸性蛋白、碱性蛋白成分的分布状况。

(3) 了解常见细胞内化学反应的一般原理和方法。

【实验用品】

1. **材料**　蟾蜍、大白鼠。

2. **器材**　光学显微镜、剪刀、镊子、解剖针、载玻片、盖玻片、染色缸、注射器、恒温水浴锅或温箱、小培养皿、吸管、吸水纸。

3. **试剂**　70%乙醇、5%三氯乙酸、0.1%酸性固绿染液、0.1%碱性固绿染液、0.5%硫酸铜、联苯胺混合液、1%番红水溶液。

【内容和方法】

(一) 细胞内酸性蛋白和碱性蛋白的显示

1. **原理**　在细胞中不同的蛋白质所带的碱性基团和酸性基团的数量不同，在不同的pH 条件下，整个蛋白质所带的静电荷多少也不同。如果在正常的生理条件下，蛋白质带负电荷多，则为酸性蛋白；带正电荷多，则为碱性蛋白。因此，选用三氯乙酸处理除去蟾蜍红细胞中的核酸(消除影响因素)，再用不同 pH 的固绿染液分别染色，可将细胞内的酸性蛋白和碱性蛋白显示出来。

2. **方法与步骤**

(1) 制备蟾蜍血涂片二张，制片方法见实验七。

(2) 固定：将晾干的两张血涂片做好标记，浸于 70%乙醇中固定 5 分钟，取出后室温下晾干。

(3) 三氯乙酸处理：将已固定好的二张血涂片，浸于 60℃的 5%三氯乙酸溶液中处理15 分钟，取出用清水反复冲洗干净，不能在玻片上残留三氯乙酸的痕迹(此步是染色成功的关键)，否则酸性和碱性蛋白染色分不清楚。滤干。

(4) 染色：将一张要显示酸性蛋白的血涂片放入 0.1%的酸性固绿(pH 2.0~2.5)溶液中染色 5~10 分钟，清水冲洗，晾干；将另一张要显示碱性蛋白的血涂片放入 0.1%的碱性固绿(pH 8.0~8.5)溶液中染色 15~30 分钟(视染色深浅而定)，取出清水冲洗，晾干。

(5) 观察与结果：光镜下可见酸性固绿染液把蟾蜍红细胞的细胞质和核仁染成绿色，这些部位即酸性蛋白的分布，而细胞核中的染色质未着色；经碱性固绿染液染色的标本，只有细胞核的染色质染成绿色，即为碱性蛋白质在细胞核内的定位，见书后彩图中的附图18、附图 19、附图 20 和附图 21。

(二) 细胞中过氧化物酶的显示

1. **原理**　过氧化物酶体系能把许多胺类氧化为有色化合物,例如联苯胺可被细胞中的

过氧化物酶氧化成蓝色或棕色产物(蓝色为中间产物——联苯胺蓝,不稳定,可自然转变为棕色——联苯胺棕),由此可显示细胞中过氧化物酶的存在和分布。

2. 方法与步骤

(1) 制备骨髓涂片:将大白鼠置于装有乙醚棉球的标本缸中,使其麻醉后断颈处死,剪开其大腿上的皮肤和肌肉,取出股骨,用剪刀剪断或折断,再用牙签挑取骨髓涂片,晾干。

(2) 放入 0.5%硫酸铜的染色缸中固定 30 秒钟。

(3) 取出涂片直接转入联苯胺混合液的染色缸中染 3 分钟,清水冲洗。

(4) 放入 1%番红溶液中 1 分钟,清水冲洗,室温下晾干。

观察:光镜下可见骨髓细胞中有一些被染成蓝色或棕色的颗粒,即过氧化酶存在的部位。

【实验流程】

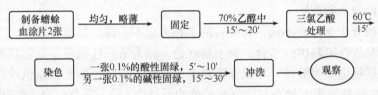

【作业和思考题】

(1) 酸性蛋白和碱性蛋白存在的部位和原因是什么?

(2) 绘图,显示细胞中酸性蛋白和碱性蛋白的分布。

(3) 过氧化物酶显示的原理是什么?

(卫荣华)

实验九 血涂片制备和瑞氏染色显示白细胞

【实验目的】

(1) 掌握正确的采血及涂片制备方法。

(2) 掌握瑞氏染色原理、过程，熟悉染色结果的分析。

【实验原理】

瑞氏染液由酸性染料伊红(E-)和碱性染料亚甲蓝(M+)组成。伊红通常为钠盐，有色部分为阴离子。亚甲蓝(俗名美蓝)为四甲基硫堇染料，有对醌型和邻醌型两种结构，通常为氯盐，即氯化美蓝，有色部分为阳离子。美蓝容易氧化为一、二、三甲基硫堇等次级染料(即天青)。将适量伊红、美蓝溶解在甲醇中，即为瑞氏染料。甲醇的作用：一是溶解美蓝和伊红；二是固定细胞形态。

各种细胞成分化学性质不同，对染料的亲和力也不一样。如血红蛋白、嗜酸性颗粒为碱性蛋白质，与酸性染料伊红结合，染上粉红色，称为嗜酸性物质；细胞核蛋白、淋巴细胞、嗜碱性粒细胞胞质为酸性，与碱性染料美蓝或天青结合，染上紫蓝色或蓝色，称为嗜碱性物质；中性颗粒呈等电状态与伊红和美蓝均可结合，染上淡紫红色，称为嗜中性物质；完全成熟红细胞，酸性物质彻底消失后，染成粉红色。

白细胞包含粒细胞、淋巴细胞和单核细胞，其中粒细胞又分为中性粒细胞、嗜酸性粒细胞和嗜碱性粒细胞。

中性粒细胞胞体呈圆形，直径 10~15μm，约为红细胞的 2 倍。胞质量丰富染成粉红色，含大量细小均匀的紫红色中性颗粒。细胞核染色质粗糙不匀，排列紧密成小块状，染成深紫红色。

嗜酸性粒细胞圆形，直径 13~15μm，略大于中性粒细胞。胞核常分两叶，似眼镜形。也可见 3~4 叶者。核染色质粗。染成紫红色。胞质中充满粗大、均匀、整齐、紧密排列的橘红色嗜酸性颗粒。偶见少许淡蓝或无色胞质。

嗜碱性粒细胞圆形，直径 10~12μm ，较其他粒细胞小。胞质量较少，常呈淡红或淡紫红色，含少量粗大，但大小不均、排列不规则的紫黑色嗜碱性颗粒，常盖于核上。嗜碱性颗粒易溶于水，故染色时易被溶解消失，而呈淡红色空穴状。

单核细胞呈不规则的圆形或椭圆形，为外周血中最大的细胞。直径 15~25μm。细胞核大呈不规则圆形、肾形、马蹄形，或不规则分叶有时折叠卷曲。染色质细致疏松如网状，染成淡紫红色。胞质量丰富。染成淡蓝、灰蓝色不等，常呈毛玻璃样半透明。胞质内含有大量细小灰尘样紫红色嗜天青颗粒。核凹陷处胞质染色较淡。偶见无颗粒胞质是伪足样伸出。

淋巴细胞按其个体可有大小之分。小淋巴细胞：呈圆形，直径 6~10μm，胞核圆形。偶见凹陷，染色质粗糙紧密，排列均匀，无空隙。常有隐约成块现象，核周常有染色质浓集，核膜明显，有时可见潜在核仁。胞质量极少，仅在核的一侧出现线状天蓝或深蓝色，有的甚至完全不见。胞质中一般无颗粒存在，偶尔有几颗大小不等的紫红色嗜天青颗粒。大淋巴细胞体积较大，直径 10~15μm，胞核染色质比小淋巴细胞疏松，胞质量丰富，呈透明的淡蓝色，常有少量大小不等的嗜天青颗粒。

【实验用品】

1. **材料** 人血。
2. **器材** 普通光学显微镜、载玻片、采血针、酒精棉球。
3. **试剂** 瑞氏染液、甲醇。

【内容和方法】

(一) 血涂片的制备

(1) 准备两张经过脱脂的干净载玻片。

(2) 用70%乙醇溶液棉球消毒指腹或耳垂。

(3) 用消毒过的针刺破指腹或耳垂的皮肤，挤去第一滴血不要(因含单核白细胞较多)，用载玻片的一端与血滴接触。取另一张载玻片，斜置血滴左缘，先向后稍移动轻轻触及血滴，使血液沿玻片端展开成线状，两玻片的角度以45°为宜(角度过大血膜较厚，角度小则血膜薄)，轻轻将沾有血液的载玻片向前推进，速度要均匀、一致，否则血膜成波浪形，厚薄不匀(初学者可把玻片放在桌上操作)。

(4) 使涂片在空气中自然干燥备用。制作不理想者需要重新制备。如图9-1所示。

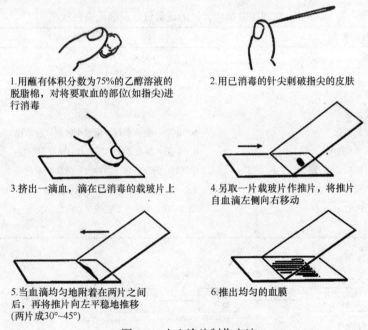

1.用蘸有体积分数为75%的乙醇溶液的脱脂棉，对将要取血的部位(如指尖)进行消毒

2.用已消毒的针尖刺破指尖的皮肤

3.挤出一滴血，滴在已消毒的载玻片上

4.另取一片载玻片作推片，将推片自血滴左侧向右移动

5.当血滴均匀地附着在两片之间后，再将推片向左平稳地推移(两片成30°~45°)

6.推出均匀的血膜

图9-1 人血涂片制作方法

(二) 瑞氏染色法显示白细胞

(1) 待血涂片干燥后加瑞氏染色液5~8滴覆盖整个血膜，1分钟。

(2) 直接清水冲洗，水流不宜过大，至水中无色即可。不可先倒掉染液，防止染液残渣留在细胞中影响染色结果。

(3) 纱布擦干或吸水纸吸干玻片下端(无细胞面)的水，然后置于载物台上进行观察，先用低倍镜查找，后用高倍镜观察细节。

(4) 绘图并进行结果分析：红细胞不着色，白细胞有核，分为中性粒细胞、嗜酸性粒细胞、嗜碱性粒细胞、淋巴细胞和单核细胞见图 9-2 和彩图附图 24 及彩图附图 25。

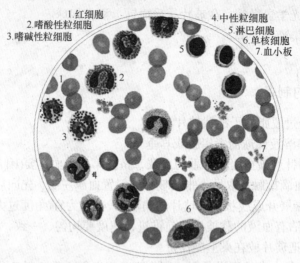

图 9-2　人血细胞分布图

表 9-1　血细胞分类和计数的正常值以及瑞氏染色状态

血细胞	正常值
红细胞	男：$(4.0{\sim}5.5) \times 10^{12}$/L
	女：$(3.5{\sim}5.0) \times 10^{12}$/L
白细胞	$(4.0{\sim}10) \times 10^{9}$/L
白细胞分类	
中性粒细胞	50%~70% 胞质紫红，颗粒小，胞核蓝紫色
嗜酸性粒细胞	0.5%~3% 胞质紫红，颗粒大，胞核蓝紫色
嗜碱性粒细胞	0%~1% 胞质蓝紫，颗粒大，胞核蓝紫色
单核细胞	3%~8% 胞体大，胞质多，蓝色颗粒小而多
淋巴细胞	25%~30% 胞体小，胞质少，蓝色
血小板	$(100{\sim}300) \times 10^{9}$/L

【实验流程】

人血涂片制备 →（均匀，略薄）→ 瑞氏染色 →（1'）→ 清水冲洗 →（至水中无色）→ 观察

【作业和思考题】

(1) 瑞氏染色时白细胞核不着色或仅呈极浅蓝色是何原因？怎样校正？

(2) 如何区分下列成对的细胞？

1) 中性粒细胞-嗜酸粒细胞

2) 中性粒细胞-单核细胞

3) 单核细胞-大淋巴细胞

(刘丹丹)

实验十 细胞融合

【实验目的】

(1) 了解 PEG 诱导细胞融合的基本原理。

(2) 通过 PEG 诱导的鸡红细胞之间的融合实验。

(3) 初步掌握细胞融合技术。

【实验原理】

细胞融合(cell fusion)：是指两个或两个以上的细胞合并成一个双核或多核的细胞，其过程包括质膜的连接与融合，胞质合并，细胞核、细胞器和酶等互成混合体。

人工诱导的方法很多，如病毒(灭活的仙台病毒)诱导法、化学融合剂(聚乙二醇)诱导法、电融合法等。

聚乙二醇(PEG)法的原理：聚乙二醇(polyethylene glycol, PEG)可与水分子借氢键结合，在高浓度(50%)的 PEG 溶液中自由水消失，导致细胞脱水而发生细胞质膜结构的变化，引起细胞融合。

【实验用品】

1. **材料** 成年鸡红细胞。

2. **器材** 离心机、显微镜、天平、水浴锅、计数板、滴管、离心管、容量瓶、广口瓶、细口瓶、烧杯、注射器、盖玻片、载玻片。

3. **试剂** Alsever 溶液、GKN 溶液、0.85%的生理盐水、双蒸水、詹纳斯绿(Janus green)染液、50%PEG、0.2%亚甲基蓝染液。

【内容和方法】

(1) 鸡红细胞悬液的制备：用注射器吸入 2ml Alsever 液后，从鸡翼下血管取血 2ml，注入刻度离心管，再加入 6ml Alsever 液混匀，使之成为 1∶4 的鸡血细胞悬液。

(2) 取上述 1ml 细胞悬液移入塑料离心管中，加入 GKN 液至 4ml，混匀制成新的细胞悬液，然后 1000 转/分，离心 3 分钟，弃去上清液。

(3) 在试管中加入 1ml GKN 吹打均匀，放入 37℃水浴锅中预热 5 分钟，再加入 0.5ml 50%PEG 溶液(37℃预热)，边加边摇匀，然后放入水浴锅中。

(4) 细胞融合一段时间后(50~60 分钟)，向离心管中加入 GKN 液 1.5ml，静置于水浴锅中 2~3 分钟，取出，用吸管轻轻混匀细胞。

(5) 吸取少量细胞悬液滴于载玻片上，滴加 0.2%亚甲基蓝染液一滴，染色 1 分钟，盖上盖玻片镜检。

(6) 计数 100 个细胞核，计算细胞融合率。

$$细胞融合率=融合的细胞核数/总细胞核数 \times 100\%$$

注意事项：

(1) 融合率的高低依 PEG 分子量和浓度的不同而异。Davidson 等通过实验证实，平均分子量为 400~6000D 的各种 PEG，在 40%~60%浓度范围内，均能使细胞融合。一般说来，PEG 的分子量和浓度越大，细胞的融合率越高，但其黏和对细胞的毒性也随之增加。大多采用浓度为 50%、分子量为 1000 的 PEG 作为融合剂。

(2) 必须严格控制 PEG 处理的时间，一般以 2~3 分钟为宜。

(3) 聚乙二醇与二甲基亚砜并用，可提高融合效率。

(4) 在高 pH (8.0~8.2) 和高 Ca^{2+} (1.27 ~1.80mmol/L) 条件下可有效提高细胞融合率。

【实验流程】

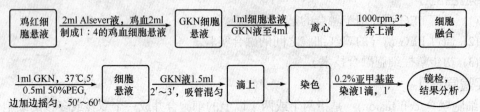

【作业和思考题】

(1) 计算细胞融合率，同时分析影响本次实验中细胞融合率的因素。

(2) 进行细胞融合实验时，应该注意哪些问题？

(刘丹丹)

第五章　细胞研究创新性实验

实验十一　巨噬细胞的异物吞噬作用

【实验目的】

(1) 熟悉细胞吞噬作用的基本过程。

(2) 了解小鼠腹腔巨噬细胞对异物吞噬的原理和功能。

【实验原理】

巨噬细胞是机体内的一种重要的防御性细胞，具有非特异性的吞噬功能。当机体受到细菌等病原体或其他异物侵入时，巨噬细胞将向病原体或异物运动，接触到病原体或异物时，伸出伪足将其包围并进行内吞作用，形成吞噬泡，进而初级溶酶体与吞噬泡发生融合，将异物消化分解掉。高等动物具有大小两类吞噬细胞(即巨噬细胞和中性粒细胞)，专司吞噬作用，为非特异免疫功能的重要组成部分。

小鼠腹腔注射淀粉肉汤液，可诱导巨噬细胞。

【实验用品】

1. **材料**　小白鼠、1%鸡红细胞悬液。

2. **器材**　显微镜、解剖盘、剪刀、镊子、注射器、载玻片、盖玻片、吸管等。

3. **试剂**　0.85%的生理盐水、6%淀粉肉汤(含 0.3%含锥虫蓝)。

【内容和方法】

(1) 鸡翼下静脉取血后，加生理盐水离心两次，然后根据获得的红细胞的体积加入适量的生理盐水，调至鸡红细胞浓度为 1%。

(2) 实验前三天，每天向小鼠腹腔注射 1ml 6%淀粉肉汤液(含锥虫蓝)，实验前 30 分钟，向腹腔内注射 1ml 1%的鸡红细胞。轻揉腹部使鸡细胞分散。15~20 分钟后，用颈椎脱臼法处死小鼠。

(3) 将小鼠置于解剖盘中，剪开腹腔，把内脏推向一侧，用吸管吸取腹腔液，在干净的载玻片上滴加一滴生理盐水，向其中滴加一滴腹腔液，静置 10 分钟，使腹水细胞贴壁，弃去生理盐水，待其稍干后，进行瑞氏染色，加盖玻片。显微镜下观察。

【实验流程】

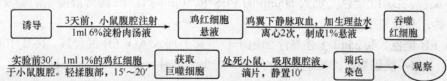

【作业和思考题】

(1) 镜检时，你能在视野中看到几种类型的细胞?

(2) 计数，并计算吞噬百分数。

(3) 绘制小鼠巨噬细胞吞噬鸡血红细胞的过程图。

(卫荣华)

实验十二　细胞凋亡的诱导和检测

【实验目的】

(1) 了解诱导物对细胞凋亡的影响，了解细胞凋亡的机制及生物学意义。

(2) 了解细胞凋亡的诱导和检测方法。

【实验原理】

细胞存在着两种不同形式的死亡方式，凋亡(apoptosis)和坏死(necrosis)。细胞坏死指病理情况下细胞的意外死亡，坏死过程细胞膜通透性增高，细胞肿胀，核碎裂，继而溶酶体、细胞膜破坏，细胞内容物溢出，细胞坏死常引起炎症反应。凋亡是细胞在一定生理或病理条件下遵守自身程序的主动死亡过程。凋亡时细胞皱缩，表面微绒毛消失，染色质凝集并呈新月形或块状靠近核膜边缘，继而核裂解，由细胞膜包裹着核碎片或其他细胞器形成小球状凋亡小体凸出于细胞表面，最后凋亡小体脱落被吞噬细胞或邻周细胞吞噬。凋亡过程中溶酶体及细胞膜保持完整，不引起炎症反应。

能诱导细胞凋亡的方法很多，在这里采用 H_2O_2 诱导细胞凋亡。细胞凋亡的检测方法也有很多，而形态学的观察方法更为方便：①吖啶橙(AO)只进入活细胞(正常细胞及处于凋亡早期的细胞)，从而将细胞染成绿色，而溴化乙锭(EB)只进入死细胞(凋亡的细胞核染成橙红色)；②DAPI 是一种荧光染料它可以与 DNA 双螺旋凹槽部分结合，可在紫外线下激发蓝光，也可以用于观察凋亡的细胞。

【实验用品】

1. **材料**　酿酒酵母。

2. **器材**　荧光显微镜。

3. **试剂**　8.8mol/L H_2O_2、AO/EB 的 PBS 溶液 、马铃薯培养液、DAPI 溶液、锥虫蓝。

【内容和方法】

(1) 使用马铃薯培养液恒温 30℃，在振荡条件下培养 24 小时，再用 3500 转/分离心 10 分钟，除去上清液，再用去离子水洗涤，沉淀即湿菌体。

(2) 取上述酵母湿菌体，加过氧化氢 2ml，在室温下缓慢振荡 24 小时后，加入乙醇，室温固定 10 分钟。

(3) 去掉乙醇，用 PBS 洗净。

(4) 染色：DAPI 染色。加入 500ml 的 PBS 和 50μl 的 DAPI 的母液配制的染液，染色约 10 分钟，显微镜下观察。

AO/EB 染色。取 25ml 上述悬浮细胞于载玻片上加入 AO/EB 混合液，再从中取 10ml 于载玻片上加一滴锥虫蓝，染色 5~10 分钟，盖上盖玻片，放在荧光显微镜下观察。

注意事项：

(1) 要求阴性对照。

(2) 注意荧光发生激发，加入 DAPI 后尽量避光操作，在显微镜下操作，先用可见光，再用紫外光，因为紫外光比可见光对荧光的激发效果好。

(3) 每个步骤都需要 PBS 把上部分溶液洗掉。

(4) EB 为强染剂，实验时要注意防范污染。

(5) 观察要迅速，因为细胞衰变而发生改变。

DAPI 染色时，有的细胞染色均匀且表面光滑为正常细胞；有的细胞染色不均表面不光滑，核轮廓不规则，这是凋亡前期的细胞；有的细胞核固缩染色体凝聚边缘化，为凋亡中期细胞；有的细胞崩解成碎片可看见颗粒状碎片，这是凋亡后期碎片。

AO/EB 染色时，显微镜下有的细胞核呈绿色为活细胞，有的细胞核为橙红色为凋亡细胞。

【实验流程】

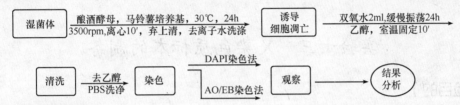

【作业和思考题】

(1) 如何区分细胞凋亡和细胞坏死？

(2) 描述细胞凋亡的诱导机制和过程。

(沈君豪　曾凡龙)

第三篇　医学遗传学实验

第六章　遗传经典验证性实验

实验十三　X染色质标本的制备

【实验目的】

(1) 掌握X染色质标本的制备过程及识别方法。

(2) 了解X染色质在医学上的诊断意义。

【实验原理】

1. X染色体失活假说　1961年，Mary Lyon提出了X染色体失活的假说，要点如下。

(1) 雌性哺乳动物体细胞内仅有一条X染色体是有活性的。另一条X染色体在遗传上是失活的，在间期细胞核中螺旋化而呈异固缩为X染色质。

(2) X染色体的失活是随机的。异固缩的X染色体可以来自父方或来自母方。但是，一旦某一特定的细胞内的一个X染色体失活，那么此细胞增殖的所有子代细胞，也总是这一个X染色体失活，即原来是父源的X染色体失活，则其子女细胞中失活的X染色体也是父源的。因此，失活是随机的，但是，是恒定的。

(3) X染色体失活发生在胚胎早期，大约在妊娠的第16天。在此以前的所有细胞中的X染色体都是有活性的。

2. X染色质是X染色体由常染色质变为异染色质后失活而成　典型的X染色质位于核膜内侧缘，大小为1~1.5μm，形状多为半圆形、三角形、不规则形。正常女性的间期细胞中X染色质的阳性率为10%~30%；在男性间期细胞则平均低于1%。从理论上讲，正常女性的间期细胞中都应该有一个X染色质，但事实上由于染色方法、染色技术以及X染色质在细胞核中的位置不同，实际检查中不可能在每个细胞中都看到。

【实验用品】

1. 材料　人口腔黏膜上皮细胞

2. 器材　显微镜、牙签、载玻片、盖玻片、滴管、吹风机、染色缸、酒精灯。

3. 试剂　Giemsa染液、0.2%甲苯胺蓝、5mol/L HCl、95%乙醇、pH6.8 PBS、香柏油、二甲苯。

【内容和方法】

(一) Giemsa染色法

1. 取材涂片　先让受检者用水漱口数次，然后用牙签钝头部位刮取口腔下唇内侧面，弃去第一次刮到的细胞，在同一部位连刮几次，将刮取物均匀涂在干净的载玻片上晾干。

2. **固定**　将带有标本的载玻片放入甲醇-冰醋酸固定液(3：1)中固定 10 分钟。取出后，空气干燥。

3. **水解**　玻片标本置于 5mol/L HCl 中，室温水解 20 分钟。用新鲜蒸馏水冲 3~4 次，充分洗去残留的 HCl。

4. **染色**　Giemsa 染色 10 分钟，蒸馏水冲洗后晾干，酒精灯上过火脱水，观察。

(二) 甲苯胺蓝染色

1. **取材制片**　先让受检者用水漱口数次，然后用牙签钝头部刮取口腔下唇内侧面，弃去第一次刮到的细胞，在同一部位连刮几次，将刮取物均匀涂在干净的载玻片上晾干。

2. **固定**　放入酒精缸中用 95%乙醇固定 30 分钟。

3. **水解**　玻片标本置于 5mol/L HCl 中　室温水解 20 分钟。用新鲜蒸馏水冲 3~4 次充分洗去残留的 HCl。

4. **染色**　0.2%甲苯胺蓝染液染色 10 分钟，蒸馏水冲洗后晾干，酒精灯上过火脱水，观察，见书后彩图附图 26 和彩图附图 27。

【实验流程】

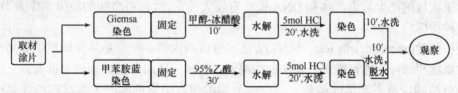

【作业和思考题】

(1) 分别观察男女各 50 个可数细胞，计算显示 X 染色质所占百分比。

(2) 选 2~3 个典型细胞，绘图并注明 X 染色质体的形成和部位。

(王晓雯　曾凡龙)

实验十四　小鼠骨髓嗜多染红细胞微核检测

【实验目的】

(1) 熟悉微核试验的基本原理和意义。

(2) 掌握细胞微核检测的方法。

【实验原理】

细胞在受到射线、化学物质等有害因素作用后，可产生除细胞核以外的次级核，研究证明，微核的化学成分与细胞主核相同，因其体积很小，故称微核。多数学者认为细胞通过两种机制产生微核：①染色体断裂剂导致染色体断裂，产生的无着丝粒断片或环，不能进入子细胞核，被包含在子细胞的胞质内，单独形成一个或几个规则的微核；②纺锤丝毒性药物(如秋水仙碱等)能抑制纺锤丝的形成，破坏染色体和纺锤体的连接，阻止细胞分裂中期纺锤丝将染色体拉至细胞的两端，染色单体行动滞后，不能进入子细胞的主核，而形成了一组微核，体积往往略大于一般典型的微核。

由于微核的产生与染色体和 DNA 损伤有较大关系，故常将微核的检出率作为 DNA 损伤的一种指标。

微核试验(micronucleus test，MNT)方法可分成两大类，一类是从外周血中分离淋巴细胞，常规涂片即可，称直接法。该法制作简便、快速，适用于大面积的人群普查，但理论上未经分裂的细胞不能形成微核，而连续分裂的细胞中染色体的无着丝粒断片会逐渐丢失。因此，直接法的微核检出率低，敏感性较差，在准确反映染色体损伤方面一直有质疑。另一类是培养法，即将细胞经体外培养后再制片，因微核在细胞周期各个阶段均可形成，故该法微核检出率高，敏感性较直接法强，而且制备的标本胞质完整、染色清晰。1985 年，Fenech 等用细胞松弛素 B(Cyt-B)阻断胞质的分裂，使分裂一次的细胞具有双核的特征，观察试验结果时，只计数双核细胞的微核，提高了微核测试的敏感性，此法称胞质分裂阻滞微核法(cytokinesis-block micronucleus method)。

微核技术与其他技术结合，实验方法日趋完善，试验选材范围越来越广。1991 年，Kamigichi 用人精子二细胞胚微核技术研究 γ 射线体外照射健康人精子后的遗传效应，1994 年，Graws 用流式细胞仪测定微核，使检测与数据分析均自动化，而且可同时检测微核的 DNA 含量，提供微核形成的信息，适用于任何化合物致突变性的评价。

可用于微核试验的生物材料种类繁多，如小鼠、大鼠、中国仓鼠、猕猴、豚鼠等，各种实验动物中，小鼠价格便宜，骨髓中干扰因素少，是微核试验的常用动物。

多种环境化学物质可导致细胞中染色体或纺锤体的损伤，产生的染色单体或染色体无着丝粒断片在细胞分裂末期滞留在子细胞胞质中，形成微核。环磷酰胺因具有显著的诱变作用，而常被用作骨髓微核试验的阳性对照物。本实验用环磷酰胺作诱导剂，促使细胞中染色体断裂，产生微核。除此之外，射线、顺铂等也常用作阳性对照物或诱导剂。

骨髓嗜多染红细胞(polychromatic erythrocyte，PCE)中主核已排出，微核经 Giemsa 染色后色泽鲜红，胞质内含有核糖体，被染成淡灰蓝色，微核与胞质形成鲜明的对比，易于鉴别；而成熟红细胞中的核糖体已溶解，被染成淡橘红色，与 PCE 区别明显。

【实验用品】

1. **材料**　2~3月龄，体重18~22g的健康小鼠。

2. **器材**　1ml注射器、解剖器械、低速离心机、5ml离心管、毛细吸管、载玻片、染色缸、显微镜、计数器。

3. **试剂**　小牛血清、Giemsa染液、磷酸盐缓冲液(pH6.8)、甲醇、环磷酰胺。

【内容和方法】

(一) 实验步骤

1. **染毒**　小鼠腹腔注射环磷酰胺40mg/kg体重。24~28小时后检测。

2. **取材**　以颈椎脱臼法处死小鼠，取两腿股骨，剔净肌肉，擦去附着在上面的血污，剪取两端股骨头，暴露骨髓腔，用注射器吸取1ml灭活小牛血清，将针头插入骨髓腔上段冲洗，用试管接收冲洗液，即成骨髓细胞悬液。

3. **离心**　1000转/分离心5分钟，弃大部分上清液，留少许液体，用毛细吸管将细胞团块轻轻吹打均匀。

4. **涂片**　混匀后的液体滴1滴于载玻片上，血常规涂片法涂片，自然干燥。

5. **固定**　玻片标本置于甲醇溶液中固定5~10分钟，晾干。

6. **染色**　Giemsa原液用磷酸缓冲液按1∶10的比例稀释，染色10分钟。自来水轻轻冲去多余染液，晾干，镜检。

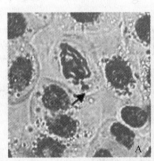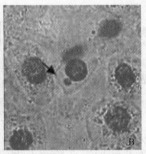

图 14-1　微核形态结构

7. **观察**　先在低倍镜下选择细胞分散均匀、形态完整、染色良好的区域，再转到油镜下，观察嗜多染红细胞的微核。典型的微核多为单个、圆形、边缘光滑整齐，偶尔呈肾形、马蹄形或环形，嗜色性与主核一致，直径通常为红细胞的1/20~1/5。每张玻片标本计数100~200个嗜多染红细胞，按"‰"计算微核的出现率，微核计数以"细胞"为单位，即1个细胞中出现2个或2个以上微核时，只按"1"计算，见书后彩图附图28。

(二) 注意事项

(1) 小鼠股骨较短、细，剪股骨头时，应尽量保持股骨中段的完整。

(2) 染液浓度、pH及染色时间等多种因素可影响染色效果，例如微核可被染成鲜红色、蓝紫色或紫红色，甚至同一张标本上也会出现染色深浅不一致的现象，因此，计数前，必须仔细观察PCE和成熟红细胞的差别，正确辨认。

(3) 室温较低时，可适当延长染色时间。

(4) 正确掌握微核的形态特征，避免假阳性。PCE 中的 RNA 颗粒、含酸性多糖的颗粒以及一些附着的染料颗粒等经 Giemsa 染色后与微核颜色一致，易与微核混淆，应注意辨别。在实际应用中，如有必要，可采用其他方法重复试验，以排除假阳性。

(5) 制片后，以有核细胞形态完好作为判断制片优劣的标准。

【结果及分析】

1. 实验结果为阳性　给药组与对照组微核率有明显的剂量反应关系并有显著性差异（$P<0.01$）时，可认为是阳性试验结果。说明该化学物质能引起染色体断裂，是一种 DNA 断裂剂，但要排除假阳性。若统计学上有显著性差别，但无剂量反应关系时，则须进行重复试验，结果能重复者可确定为阳性。

2. 实验结果为阴性　实验结果为阴性时，下结论要十分慎重。出现阴性结果的主要原因有以下几点：

(1) 被筛选的化学物质不引起微核率增高。

(2) 制片时间不当：有些断裂剂能延迟红细胞的分裂和成熟，使出现微核的高峰时间推迟。因此，应根据根据细胞周期和不同物质的作用特点，定取材时间。可先做预试，一般为 30 小时。

(3) 剂量过高或过低：各种化学物质的理化性质、体内代谢途径不同，应根据实验需要，根据药物的特点选择给药途径。例如，骨髓实验需短时间内达到有效浓度，应选用腹腔注射或口服用药。

【实验流程】

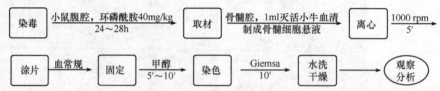

【作业和思考题】

(1) 微核检测的方法和适用性是什么？

(2) 分组（10 人）合并数据，计算嗜多染红细胞中微核细胞的千分率。

（刘丹丹）

实验十五 小鼠骨髓细胞染色体的制备和观察

【实验目的】

(1) 初步掌握小鼠骨髓细胞染色体制作方法。

(2) 观察实验动物染色体核型。

【实验原理】

用适量的秋水仙素溶液注入动物体内，抑制分裂细胞纺锤丝的形成，从而积累大量的分裂中期的骨髓细胞。通过常规的制片方法，观察小鼠骨髓细胞的染色体。

【实验用品】

1. **材料** 小鼠。

2. **器材** 解剖板、解剖剪、大小镊子、吸管、离心管、注射器、离心机、培养皿、恒温水浴锅、量筒、预冷载玻片、酒精灯、普通天平、香柏油、二甲苯、擦镜纸。

3. **试剂** 200μg/ml 秋水仙素、0.075mol/L 氯化钾低渗液、甲醇、冰醋酸、pH6.8 磷酸缓冲液、Giemsa 原液、生理盐水。

【内容和方法】

选择体重在 18~20g 的健康小鼠，在实验前 2~3 小时，于腹腔注射 200μg/ml 秋水仙素(注射量按 2~4μg/g 体重计算)。

1. **取材** 用颈椎脱臼法处死小鼠，将其置于解剖板上，剪开后肢皮肤和肌肉，取出完整的股骨(从髋关节至膝关节)，然后剔除肌肉肌腱，用生理盐水洗净。

2. **收集细胞** 剪去股骨两头，用注射器针头吸入预热 37℃ 的低渗液约 5ml，插入骨髓腔中，反复冲洗骨髓细胞于刻度离心管中，至骨髓发白为止。然后用吸管吹打骨髓细胞使其分散。

3. **低渗处理** 用吸管轻轻吹打混匀，置于 37℃ 恒温水浴锅中，保温 30 分钟后取出，然后加入 1ml 新配制的甲醇、冰醋酸(3∶1 固定液)预固定，混匀后以(800~1000)转/分离心 8 分钟。

4. **固定** 弃去上清液。留下沉淀物加入固定液 5ml，用洗管吹打混匀，室温放置 20~30 分钟，离心(同上)。

5. **再固定** 方法同 4，因学时有限，此项可省略。

6. **制备细胞悬液** 弃去上清液。留下沉淀物，加入新鲜固定液 0.2~0.5ml(视细胞多少而定)混匀，制成细胞悬液。

7. **滴片** 用吸管吸取细胞悬液少许，从 30~50cm 左右的高度滴在清洁预冷的载玻片上，每片滴 2~3 滴(不要重叠)，然后顺玻片斜面用口轻轻吹散，晾干或酒精灯火焰干燥。

8. **染色** 用 Giemsa 原液和磷酸缓冲液(pH6.8)1∶10 配成染液，在玻片标本上滴几滴 Giemsa 染液铺匀。染色约 10 分钟，倒去染液，用自来水缓缓冲洗干净，晾干。

9. **观察** 将标本细胞面朝上，置于低倍镜下观察，可见有较大的圆形的间期细胞核。寻找染色体分散的中期分裂象，移至视野中央，然后转换油镜观察，见书后彩图附图 29 和彩图附图 30。

细胞中染色体的计数；为了避免计数时重复和遗漏，在计数前应先按细胞的染色体自然分布状态，大致划分为几个区域，然后按顺序数出各区染色体得到实际数目，最后加在一起，即为该细胞染色体的总数。小鼠二倍体细胞染色体数目，2n=40。染色体形态特征观察：小鼠染色体形态一般呈 U 形，都为端着丝粒染色体。小鼠染色体核型按照染色体从大到小分为四组。性染色体雄性为 XY，雌性为 XX，X 染色体大小在 5~6 号，Y 染色体最小在 19~20 号(图 15-1)。

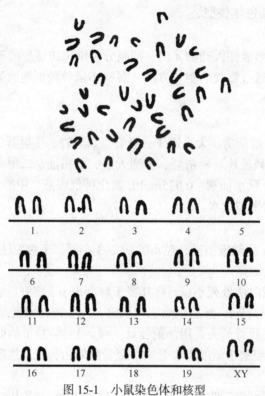

图 15-1　小鼠染色体和核型

【实验流程】

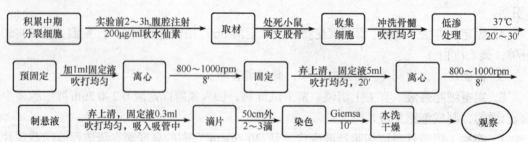

【作业和思考题】

(1) 哪些关键因素对染色体的制备有重要影响，为什么？

(2) 描述低倍镜下和高倍镜下染色体标本的特征。

(曾凡龙)

实验十六　人体外周血淋巴细胞培养和染色体标本制备

【实验目的】

(1) 掌握人类外周血细胞培养方法及染色体标本的制备方法。

(2) 观察人类染色体的形态和数目。

【实验原理】

人血液中的 T 淋巴细胞在体外培养中经一定剂量的植物血凝素(PHA)刺激，可以返幼进行细胞分裂，用秋水仙素积累分裂象，用 0.075mol/L 氯化钾溶液进行低渗后，经固定、染色，可见到分散的染色体。

【实验用品】

1. 材料　人外周血。

2. 器材　超净工作台，酒精灯，无菌注射器(1ml、2ml、5ml)，针头，培养瓶，橡皮塞，75%乙醇棉球，离心机，定时钟，试管架，量筒，刻度离心管，冰凉玻片，毛细滴管，恒温水浴锅，恒温培养箱，吹风机，粗天平，显微镜。

3. 试剂　RPMI1640、小牛血清、肝素、秋水仙素、植物血凝素(PHA)、固定液(甲醇：冰醋酸为 3：1，现用现配)、0.075mol/L KCl 低渗液、Giemsa 染液、pH6.8 磷酸缓冲液、5%NaHCO$_3$。

【内容和方法】

1. 接种　取 500 单位/ml 的肝素 0.2ml 湿润针筒后，取静脉血 1~2ml，转动针筒以混匀肝素；随后立即插入灭菌小瓶内，送入超净工作台(消毒、灭菌等略)，在火焰旁将血液滴入 2~3 个盛有 5ml 培养液(4ml RPMI 1640、1ml 小牛血清，5mg PHA，用 5%的 NaHCO$_3$ 调 pH 至 7.0~7.4)的培养瓶内，每瓶 0.2~0.3ml(7 号针头 13 滴)，盖上橡皮塞，轻轻摇动以混匀。

2. 培养

(1) 将培养瓶放在 37℃恒温箱内培养 72 小时。

(2) 在终止培养前 2~4 小时，将 0.01%的秋水仙素 1~2 滴(7 号针头)加入培养瓶内，轻轻摇匀。放回温箱内，继续培养 2~4 小时。

3. 收获

(1) 用吸管充分吹打瓶壁，吸取培养物移入刻度离心管内，相对离心管平衡后放入离心机，离心 8 分钟(1000 转/分)，吸去上清液，留下沉淀物。

(2) 低渗处理：加 5ml 预温(37℃)的 0.075mol/L KCl 低渗液，用吸管打匀使细胞悬浮于低渗液中，放回 37℃恒温水浴锅中，静置 20~30 分钟，使白细胞膨胀，染色体分散、红细胞解体。

(3) 预固定：加入固定液 1~2ml 吹打均匀。

(4) 再离心：1000 转/分离心 8 分钟，吸去上清液，留下沉淀物。

(5) 固定：沿离心管壁加入新配固定液 8ml 打匀，固定 30 分钟。

(6) 再离心：1000 转/分离心 8 分钟，弃去上清液，留下沉淀物。

(7) 再固定：再加入新配固定液 8ml，打匀，静置 30 分钟。

(8) 再离心：1000 转/分离心 8 分钟，弃去上清液。

(9) 第四次固定：加入新配固定液 0.3~0.5ml 打匀成细胞悬液。

(10) 制片：用滴管吸细胞悬液 2~3 滴，滴在冰水预浸泡的洁净载玻片上，立即用口吹散，在酒精灯上过几次，吹风机吹干或气干。

(11) 染色：Giemsa 染液染色 10~20 分钟、自来水冲洗、晾干。

4. 镜检 低倍镜下找到分散良好的分裂象后，换高倍镜、油镜、认真观察。

5. 注意事项

(1) PHA 是体外淋巴细胞培养成败的关键问题，因此，要考虑它的质量和浓度。盐水提取物一般冰冻保存的时间不宜过长，时间长了效价减低。

(2) 浓度一般用 1%~2%，每毫升培养液加 0.2~0.4ml；浓度过高可能会导致红细胞凝集。

(3) 秋水仙素溶液浓度和处理时间。一般最终浓度每毫升培养液 0.1~0.2μg 为宜，作用时间为 3~5 小时，一般秋水仙素溶液的浓度与处理时间有一定的关系。如果处理时间太短，则标本中的分裂细胞就少，相反，如果处理时间太长，则标本中的分裂细胞虽多，但其染色体缩得太短，以致形态特征模糊。

(4) 培养温度应严格控制在 37℃ ± 0.5℃。

(5) 双蒸水必须用玻璃蒸馏器制备，pH 应在 6~7 之间。

(6) 低渗步骤极为重要，关系到染色体分散的好坏，因此，低渗液浓度与低渗的时间应掌握适当。

(7) 离心机最好用水平式的，速度不宜过快。速度太快细胞团不易打散，反之分裂象易丢失；固定液应在临用时新鲜配制，固定一定要彻底、均匀。若打散不够，则细胞在玻片上易集结。

(8) 若吹打时用力过猛，细胞易破碎，以致染色体数目不完整；培养液的 pH 应掌握在 7.4 ± 0.1，pH 偏酸发育不良，偏碱时细胞出现轻度固缩。

(9) 玻璃器皿都要十分干净、无酸，所用试剂以分析纯为好。

(10) 操作过程应保持高度无菌概念，严防细菌和病毒污染；在外周血培养中，PHA 对淋巴细胞的作用，个体差异较大。同样方法和条件，分裂象多少及分散情况不一样。因此，若首次失败，应充分考虑到这些因素。

【实验流程】

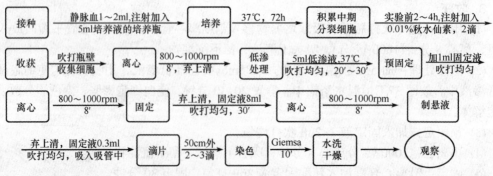

【作业和思考题】

(1) 镜检挑取染色体分散好的图像，观察并计数。

(2) 人血液体外淋巴细胞培养与小鼠骨髓染色体制备的异同点是什么？

(卫荣华)

实验十七 人类染色体核型分析

【实验目的】

(1) 通过人类染色体标本的观察和核型分析。

(2) 掌握正常人体细胞染色体的形态结构及数目。

(3) 了解核型分析方法。

【实验原理】

非显带染色体核型分析是基本的核型分析方法之一。染色体的数目、形态特征是一种生物的种属特征之一，人类的体细胞染色体为46条，按同源染色体配对，可配成23对。这23对染色体可根据其大小的不同，着丝点位置的差异，进行分类识别。染色体是遗传基因的载体，对染色体的分析和认识，有助于对人类遗传机制的理解，同时对某些遗传缺陷尤其是染色体异常的认识具有十分重要的意义。为了正确的认识染色体的形态，利于国际间的交流，国际上曾召开了多次人类染色体的国际命名委员会会议，就人类染色体的分类和命名问题指定了人类细胞遗传学命名的国际体制(An International System for Human Cytogenetic Nomenclature，ISCN)这个体制首先在丹佛(1960)制定，以后又多次补充修改，目前使用的主要是 ISCN(1985)。按照这个文献，人类的46条染色体按其长短和着丝点的位置编为A~G共7组，包括1~22号的长染色体和X、Y性染色体。

常规的核型分析是根据丹佛体制进行的，其方法是首先将所制染色体中期分裂象用显微照相的方法拍摄，制成照片，然后按照大小、着丝点位置、随体的有无分组编号、剪贴在报告单上。

【实验用品】

1. **材料** 显微照片、染色体分析报告单。

2. **器材** 显微镜、剪刀、小镊子、擦镜纸、胶水、牙签。

【内容和方法】

(一) 显微镜观察

取正常人染色体玻片标本一张，先在低倍镜下观察，移动显微镜标本推进器从左到右、从上到下移动，挑选合适的分裂象，即染色体分散适度，不过于分散又不相互重叠，染色体长短适中且染色清晰者，然后换高倍镜、油镜依次仔细观察分析。

为了便于计数和避免计数时发生重复和遗漏，在计数前应按该细胞染色体的自然分布情况大致划2~4个区，数出每区的染色体数，最后加在一起，则为该细胞的染色体数，或将显微镜目镜旋转，用安装在其中的指示针分隔计数，这样可避免一个一个计数产生的混乱。计数3个细胞的染色体数，进行反复练习。再根据各组染色体的特征进行分组列号(图17-1)。

A组 (1~3号)是最大的一组染色体,它们的着丝粒在中部或近中部,其中各有其特征,一般易区别。

1号最大,有中央着丝粒, q(长臂)上有时有副缢痕。

2号稍小,有亚中着丝粒。

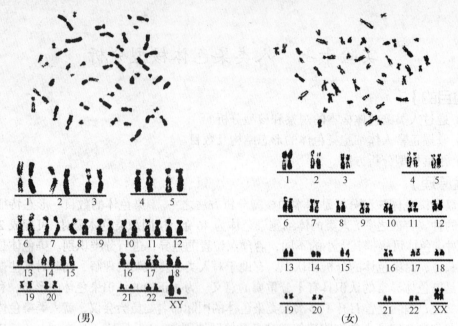

男性(左)和女性(右)的中期染色体核型照片

图 17-1　人类染色体和核型

3 号是 A 组中最小的，具中央着丝粒。

B 组　(4~5 号)为两对大的亚中着丝粒染色体，它们有明显的短臂(p)和长臂(q)，二者一般不易区分。

C 组　(6~12 号+X)为中等大小的亚中着丝粒染色体，它们的大小差不多，一般区别此组中最大者 6 号和最小者 12 号尚容易，区别其他则较难，可借助以下几点予以比较。

(1) 6、7、8、11 号 p 较长，也就是着丝粒比较靠近中部，而 9、10、12 号 p 较短，11号染色体的着丝粒最近中部；

(2) 9 号 q 有时有副缢痕；

(3) X 染色体大小介于 7~8 号，着丝粒位置也近中部。

男性 C 组染色体有 7 对半，女性有 8 对。

D 组　(13~15 号)是中等大小的近端着丝粒染色体，短臂末端有随体，其彼此不易区分。

E 组　(16~18 号)系较小的中央或亚中着丝粒染色体，因每号染色体着丝粒位置不同，特点明显，较易识别。

16 号为本组最大者，具中央着丝粒，q 上常有副缢痕。

17 号为亚中着丝粒染色体，其短臂明显。

18 号为本组最小的亚中着丝粒染色体，其短臂很短，形态有些近似于近端着丝粒染色体。

F 组　(19~20 号)是两对小的中央着丝粒染色体，彼此间较难区分。

G 组　(21~22 号+Y)为最小的近端染色体。

21 号稍小，短臂 p 末端有随体。

22 号较 21 大，就是这个例外，但已成为习惯用法。短臂 p 末端有随体。

Y 染色体的形态大小和 G 组染色体差不多，所以将它归在这一组，但它有明显的特征，一般识别不难。

(1) Y 染色体一般稍大于 21 号和 22 号染色体，在人类染色体中，Y 染色体大小变异范围最大。

(2) Y 染色体的两条染色单体一般不作分叉状，长臂两单体更靠拢，几乎是相平行。

(3) 呈异固缩状态，一般比同一个细胞中的其他染色体着色更深些。

(4) 没有随体。

在常规标本的观察中，还应根据 G 组染色体的数目来进行初步的性别判断，辨别是男性细胞还是女性细胞，男性细胞 G 组染色体由于有 Y，是 5 个，而女性 G 组染色体则为 4 个。

(二) 显微照片核型分析

显微照片是选择了典型的中期分裂象细胞，经显微摄影，冲洗放大后的照片，将其上的每一条染色体剪下，按 ISCN(人类细胞遗传学命名的国际体制)，进行分组列号，并贴在核型分析单上进行分析称核型分析。在常规分析中，人类染色体能明确予以辨别的只有 1、2、3、16、17、18 号和 Y 染色体，4、5、19、20 号也可识别。其他的染色体将它们归为那一组，一般不会分错，但组内的染色体识别编号就较为困难了。可将容易鉴别的先挑出来分析，如先分析 A、D、E 组，再分析 B、F、G 组，最后分析 C 组。经检查觉得基本无误后才贴在核型分析报告单上，注意着丝粒要排在一个水平线上，短臂(p)朝上长臂(q)朝下并注明其核型。

表 17-1 正常人染色体各组的主要形态特征

组号	染色体号	大小	着丝粒位置	副溢痕	随体	识别
A	1~3	最大	1、3 中央着丝粒 2 亚中着丝粒	常见 1	无	易
B	4~5	次大	亚中着丝粒		无	较难
C	6~12+X	中等	亚中着丝粒	常见 9	无	难
D	13~15	中等	近端着丝粒		有	较难
E	16~18	小	16 中央着丝粒 17、18 亚中着丝粒	常见 16	无	难
F	19~20	次小	中央着丝粒		无	较难
G	21~22+Y	最小	近端着丝粒	Y	无	难

【实验流程】

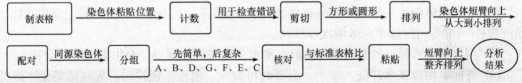

【作业和思考题】

(1) 为什么要提出 ISCN(人类细胞遗传学命名的国际体制)原则?

(2) 核型分析有什么用处?

(3) 剪贴并完成人类染色体核型分析。

(沈君豪　曾凡龙)

实验十八　染色体显带技术

【实验目的】

(1) 了解 G 显带标本的制作过程。

(2) 并通过 G 显带核型分析，初步掌握各号染色体 G 带的带型特征。

【实验原理】

染色体显带技术是在非显带染色体的基础上发展起来的，它能显示染色体本身更细微的结构，有助于准确的识别每一条染色体及诊断染色体异常疾病。

显带染色体是染色体标本经过一定程序处理，并用特定染料染色，使染色体沿其长轴显现明暗或深浅相间的横行带纹，称为染色体带，这种染色体显带的技术，称为显带技术。通过显带技术，使各号染色体都显现出独特的带纹，这就构成了染色体的带型。每对同源染色体的带型基本相同而且稳定，不同对染色体的带型不同。

在所有的显带技术中，G 显带(G banding)是最常见的显带技术，它是将染色体标本用碱、胰蛋白酶或其他盐溶液处理后，再用 Giemsa 染液染色，在普通显微镜下，可见深浅相间的带纹，称 G 带(G band)。G 显带方法简便，带纹清晰，染色体标本可以长期保存，因此被广泛用于染色体病的诊断和研究。一套单倍体染色体带纹数仅有 320 条带。70 年代后期，由于技术的改进，可以从早中期、前中期、晚前期细胞，得到更长、带纹更丰富的染色体。一套单倍体染色体即可显示 550~850 条或更多的带纹。即在原有的带纹上分出更多的带，这种染色体称为高分辨显带染色体(high resolution banding chromosome，HRBC)。

【实验用品】

1. **材料**　染色体制片。

2. **器材**　普通光学显微镜、37℃水浴箱、普通冰箱、立式染缸、直头小吸管、橡皮吸头、pH 试纸、吸水纸、扣染玻璃板、擦镜纸、镊子。

3. **试剂**　0.9%的生理盐水、0.025%胰蛋白酶溶液、Giemsa 染液、3.8%NaHCO$_3$。

【内容和方法】

1. **实验步骤**

(1) 首先将配制好的 0.025%胰酶溶液装入立式染色缸中并调 pH 7~7.2，并将其放入 37℃恒温水浴箱中预温。

(2) 取染色体制片一张置于胰酶缸中处理 15 秒左右，迅速投入 0.9%的生理盐水缸中漂洗数秒(可准备两缸盐水，做两次漂洗)。

(3) 用自来水稀释后的 Giemsa 染液(自来水：姬姆萨原液=8：1)扣染 15~20 分钟。

(4) 将标本用自来水冲洗、晾干，必要时可封片、镜检。镜检时，先在低倍镜下选择分散好、长度适中的分裂象，然后转换油镜观察其显带的情况，选择显带好的标本进行 G 显带核型分析。

(5) 挑选出分裂象数目完全且带纹清晰的分裂象，进行显微照相、冲洗、放大，制成人外周血淋巴细胞 G 显带中期分裂象照片。

2. **G 显带核型分析**　准备 G 显带中期分裂象照片一张，将各条染色体逐一剪下，根据其大小、带型特点和着丝粒位置，依次分组、配对和排列组合，待检查无误后，贴在报告纸上。写出核型的简式(详式)。

3. 注意事项

(1) 如在滴片后第二天进行 G 显带，可在胰酶处理前，将染色体制片置 80℃烤箱烤片两小时。

(2) 胰酶预温时要注意预温温度，温度过高，胰酶变性失效。

(3) 胰酶溶液需在使用前新配制。染色体在胰酶中的处理时间可因制片质量、片龄不同而不同。在不同个体的染色体制片中也可有差异，此外，不同厂家生产的胰酶或不同批号的胰酶，在处理时间上都可有差别，故每次进行染色体 G 显带时，最好先试做一张制片，摸索胰酶处理时间，以保证获得最好的染色体 G 显带标本。

【实验流程】

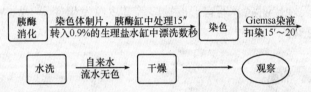

【作业和思考题】

(1) 获得带纹清晰的 G 显带染色体标本的要点是什么？

(2) 在显微镜下观察染色体 G 显带核型，分析染色体的数目和结构。

(3) 核型分析的使用空间变小原因是什么？

(沈君豪　曾凡龙)

实验十九 人类的皮肤纹理分析

【实验目的】

(1) 掌握皮纹分析的基本知识和方法。

(2) 了解皮纹分析在遗传学中的应用。

【实验原理】

皮纹是由真皮乳头向表皮突起形成的一条条突起的乳头线，称为嵴线。嵴纹之间凹下的部分为沟，这些凹凸纹理就构成特定的指纹和掌纹。人的皮纹在妊娠第 14 周开始发育至 19 周时形成，它是遗传因素与环境因素共同作用的结果，出生后终生不变。近年发现某些染色体病、先天性代谢病及器官形成缺陷等其皮纹发生变异，故皮纹检查可作为某些遗传病诊断的辅助指标。

【实验用品】

1. **材料** 纸张、油墨。

2. **器材** 铅笔、直尺、量角器。

【内容和方法】

(一) 皮纹印取

(1) 将白纸折后展平于桌上。

(2) 将印油适量涂布于瓷盘的海绵垫上。

(3) 洗净手上污垢，晾干，全掌按在海绵垫上，使掌面均匀着墨。

(4) 以掌腕线对准标志线，从后向前依掌、指顺序逐步放下，手指自然分开，适当加力，提起手掌时，先将指头翘起，而后是掌和腕面。

(5) 滚转法印取指纹 将印好掌纹的纸移至桌边，然后在对应的手掌下方印取指端纹。

(6) 一手印完后，再印另一只手，皮纹全部清晰可见后，洗净手上油墨，开始分析。

(二) 皮纹分析

1. **指纹观察** 手指末端腹面的皮纹称为指纹。根据纹理的走向和三叉点的数目，可将指纹分为三种类型：弓形纹、箕形纹、斗形纹(图 19-1)。

(1) 弓形纹(arch，A)：嵴线由一侧至另一侧，呈弓形，无中心点和三叉点。根据弓形的弯度分为简单弓形纹和篷帐式弓形纹。

(2) 箕形纹(loop，L)：俗称簸箕。在箕头的下方，纹线从一侧起始，斜向上弯曲，再回转到起始侧，形状似簸箕。此处有一呈三方向走行的纹线，该中心点称三叉点。根据箕口朝向的方位不同，可分为两种：箕口朝向手的尺侧者(朝向小指)称正箕或尺箕；箕口朝向手的桡侧者(朝向拇指)称反箕或桡箕。

(3) 斗形纹(whorl，W)：是一种复杂、多形态的指纹。特点是具有两个或两个以上的三叉点。斗形纹可分绞形纹(双箕斗)、环形纹、螺形纹和囊形纹等。

根据统计，指纹的分布频率因人种而异，存在种族、性别的差异。东方人尺箕和斗形纹出现频率高，而弓形纹和桡箕较少；女性弓形纹多于男性，而斗形纹较男性略少。

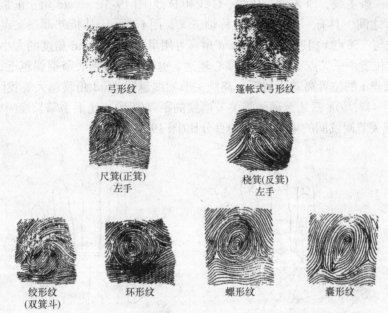

图 19-1 指纹类型

2. 嵴纹计数

(1) 指嵴纹计数：弓形纹由于没有圆心和三叉点，计数为零。箕形纹和斗形纹，则可从中心(圆心)到三叉点中心绘一直线，计算直线通过的嵴纹数。斗形纹因有两个三叉点，可得到两个数值，只计多的一侧数值。双箕斗分别先计算两圆心与各自三叉点连线所通过的嵴纹数，再计算两圆心连线所通过的嵴纹数，然后将三个数相加起来的总数除以 2，即为该指纹的嵴纹数(图 19-2)。

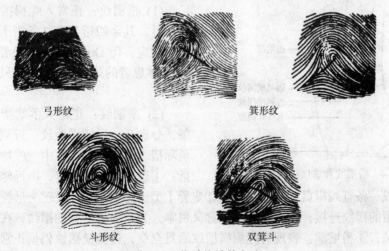

图 19-2 指嵴纹计数方法

(2) 指纹总数(TFRC)：为 10 个手指嵴纹计数的总和。我国男性平均值为 148 条，女性为 138 条。

3. 掌纹观察 掌纹分为五部分：①位于拇指下方的大鱼际区；②位于小指下方的小鱼

际区；③从拇指到小指的指根部间的指间区；④由 2、3、4、5 指基部的三叉点 a、b、c、d 及其各引出一条主线，即 A 线、B 线、C 线和 D 线(图 19-3)；⑤atd 角：正常人手掌基部的大、小鱼际之间，具有一个三叉点，称轴三叉，用 t 表示，从指基部三叉点 a 和三叉点 d 分别画直线与三叉点 t 相连，即构成 atd 角。可用量角器测量 atd 角度的大小，并确定三叉点 t 的具体位置。三叉点 t 的位置离掌心越远，也就离远侧腕关节褶线越近，atd 角度数越小；而三叉点 t 的位置离掌心越近，离腕关节褶线越远，atd 角就越大。我国正常人 atd 角的平均值为 41°；⑥t 三叉至远侧腕关节褶纹的距离(t 距)，比上手掌长度(中指掌面基部褶纹至远侧腕关节褶纹间的垂直距离)的百分比(图 19-3)。

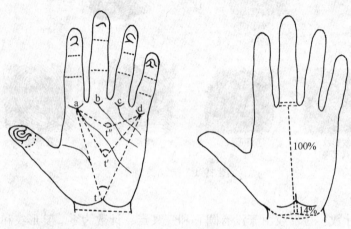

图 19-3　掌纹分析

4. 指褶纹和掌褶纹　指手掌和手指屈面各关节弯曲活动处所显示的褶纹。实际上褶纹不是皮肤纹理，但由于染色体病患者的指褶纹和掌褶纹有改变，所以列入皮纹，进行观察讨论。

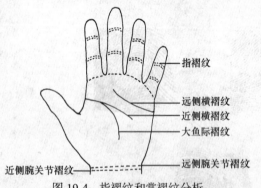

图 19-4　指褶纹和掌褶纹分析

(1) 指褶纹：正常人除拇指只有一条指褶纹外，其余四指都有 2 条指褶纹与各指关节相对应。但 Down 综合征患者(21 三体)和 18 三体患者的第五指(小指)常只有一条指褶纹。

(2) 掌褶纹：正常人手掌褶纹主要有三条，分别是：远侧横褶纹、近侧横褶纹、大鱼际褶纹(图 19-4)。其中一些特殊的类型包括：①通贯掌又称猿线，由远侧横褶纹和近侧横褶纹连成一条直线横贯全掌而形成；②变异 I 型也称桥贯掌，表现为远侧与近侧横褶纹借助一条短的褶纹连接；③变异 II 型又称叉贯掌。为一横贯全掌的褶纹，在其上下各方伸出一个小叉；④悉尼掌：表现为近侧横褶纹通贯全掌，远侧横褶纹仍呈正常走向。这种掌褶纹多见于澳大利亚正常悉尼人群中，故称悉尼掌。

在某些疾病的诊断中，掌褶纹可作为一项辅助诊断的指标。通过认真仔细的分析，才能得出正确结论。

【实验流程】

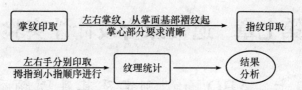

【作业和思考题】

(1) 观察自己指纹、掌纹、指褶纹和掌褶纹的类型。

(2) 计数指嵴纹总数(TFRC)。

(3) 测量双手的 atd 角。

(曾凡龙)

第七章 遗传综合设计性实验

实验二十 ABO 血型测定及其基因频率分析

【实验目的】

(1) 掌握人类 ABO 血型的调查分析方法。

(2) 了解 ABO 血型的遗传方式、基因频率和基因型频率。

【实验原理】

人类的各种性状都是由特定的基因控制形成的。由于每个人的遗传基础不同，某一特殊的性状在不同的人体会出现不同的表现。通过一个特定人群的某一性状的调查，将调查材料进行整理分析，可以初步了解某性状的遗传方式、控制性质基因的性质，并能计算出该基因的频率。

【实验用品】

1. **材料** 人血。

2. **器材** 载玻片、采血针、棉签棒。

3. **试剂** 抗 A 凝集素、抗 B 凝集素。

【内容和方法】

检测自己的血型，同时对本班的同学的性状及基因型作统计。

人类 ABO 血型是人体的一种遗传性状，它受一组复等位基因(I^A、I^B、i)控制，是红细胞血型系统的一种。人类的红细胞表面有 A 和 B 两种抗原，血清中有抗 B(β)和抗 A(α)两种天然抗体，依抗原和抗体存在的情况，可将人类的血型分为 A、B、AB、O 四种血型(表 20-1)。

表 20-1 ABO 血型遗传特征

表型	基因型	红细胞膜上的抗原	血清中的天然抗体
A	$I^A I^A$，$I^A i$	A	(β)抗 B
B	$I^B I^B$，$I^B i$	B	(α)抗 A
AB	$I^A I^B$	A、B	—
O	ii	—	(β)抗 B、(α)抗 A

由于 A 抗原只能和抗 A 结合，B 抗原只能和抗 B 结合，因此可以利用已知的 A 型标准血清(即 A 型人的血清，又叫抗 B 血清)和 B 型标准血清(即 B 型人的血清，又叫抗 A 血清)来鉴定未知血型，两种标准血清内所含每一种抗体将凝集含有相应抗原的红细胞。因此一种血液其红细胞在 A 型标准血清中发生凝集者为 B 型，在 B 型血清中凝集者为 A 型，在两种标准血清中都凝集者为 AB 型，在两种标准血清中都不凝集者为 O 型。

一般实验室常用的方法有试管法与玻片法。试管法的优点是敏感，较少发生假凝集；玻片法则简便易行，但玻片法如控制不好，易发生不规则的凝集现象。本实验用玻片法。

　　1. **标准血清**　取一清洁的双凹玻片(或用普通载玻片玻璃蜡笔划出方格代替)两端上角分别用记号笔或胶布注明 A 和 B 及受试者姓名，然后分别用吸管吸取 A 和 B 型标准血清各一滴，滴入相应凹面(或方格)内。

　　2. **采血**　用酒精(70%乙醇)棉球消毒受试者的耳垂或指端，待酒精干后，用无菌的采血针刺破皮肤，用吸管取 1~2 滴血放入盛有 0.3~0.5ml 生理盐水的青霉素小瓶中，用吸管轻轻吹打成约 5% 的红细胞生理盐水悬液。

　　3. **滴片**　在玻片的每一凹格(或方格)内分别滴一滴制好的红细胞悬液(注意滴管不要触及标准血清)，然后立即用牙签或小玻棒分别搅拌液体，使血球和标准血清充分混匀。

　　4. **观察**　在室温下每隔数分钟轻轻晃动玻片几次，以加速凝集，等 10~30 分钟后观察有无凝集现象。若混匀的血清由混浊变为透明，出现大小不等的红色颗现出现，则表明无凝集现象；若观察不清可用显微镜的低倍镜下观察；若室温过高，可将玻片放于加有湿棉花的培养皿中以防干涸；室温过低将玻片置于 37℃ 恒温箱中，以促其凝集。

　　5. **判断**　根据 ABO 血型检查结果，判断血型。

　　实验时应注意：①标准血清必须有效；②红细胞悬液不宜过浓或过稀；③反应时间及温度要适中，应注意辨别假阴性和假阳性。

【**实验流程**】

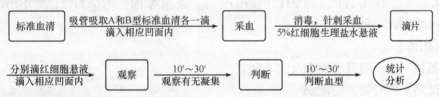

【**作业和思考题**】

　　(1) 根据凝集反应判断自己的血型。

　　(2) 将全部同学的血型做统计分析，估算群体的基因频率，进一步估算群体的基因型频率并做 χ^2 检验。该群体是否为平衡群体，为什么？

(朱　敬)

实验二十一　苯硫脲尝味试验及其基因频率分析

【实验目的】

(1) 掌握群体中基因频率的分析方法。

(2) 通过对人体遗传性状的分析及基因频率的计算，了解选择对改变基因频率的作用。

【实验原理】

苯硫脲，又称苯基硫代碳酰二胺(PTC)，是一种白色结晶状化合物，由于含有硫酰胺基而具苦涩味。人体对苯硫脲(PTC)尝味的能力是由一对等位基因(Tt)所决定的遗传性状，其中 T 对 t 为不完全显性。在不同人群中对该物质的尝味能力不同。利用这一原理，将 PTC 配制成各种浓度的溶液，由低浓度到高浓度逐步测试学生的尝味能力，由此可区分出味盲(隐性纯合体)、高度敏感(显性纯合体)和介于二者之间的人(杂合体)。据此可对人群中味盲基因的频率进行分析。

正常尝味者的基因型为 TT，能尝出 1/750 000~1/6 000 000 的 PTC 溶液的苦味；具有基因 Tt 的人尝味能力较低，只能尝出 1/480 000~1/380 000 的 PTC 溶液的苦味；而基因型为 tt 的人只能尝出>1/24 000 的 PTC 溶液的苦味，甚至对 PTC 的结晶物也尝不出苦味来，在遗传学上被称为味盲。

【实验用品】

1. **器材**　若干毫升蒸馏水及洁净滴管。

2. **试剂**　PTC 溶液的配制

原液：取 PTC 结晶 1.3g，加蒸馏水 1000ml，时时摇晃，在室温(20℃左右)下 1~2 日即完全溶解。原液的 PTC 浓度约为 1/750，原液稀释 1 倍为 2 号液，2 号液稀释 1 倍为 3 号液，以此类推，直至配成 14 号液，浓度为 1/6 000 000。将配好的 14 种 PTC 溶液分别置于消毒好的滴瓶中。

【内容和方法】

(1) 让受试者坐于椅子上，仰头张嘴。用滴管滴 5~10 滴 14 号液于受试者舌根部，让受试者徐徐下咽品味，然后用蒸馏水作同样的试验。

(2) 询问受试者能否鉴别此两种溶液的味道，若不能鉴别或鉴别不准确，则依次用 13 号，12 号……溶液重复试验，直至能明确鉴别出 PTC 的苦味为止。

(3) 当受试者鉴别出某一号溶液时，应当再用此号溶液重复尝味三次，三次结果相同时，才是可靠的。

(4) 测定时应将 PTC 溶液与蒸馏水反复交替给受试者，以免由于受试者的猜想及其他心理作用而影响结果的准确性。

(5) t t 基因型的阈值范围为 1~6 号液，Tt 基因型的阈值范围为 7~10 号液，TT 基因型的阈值范围为 11~14 号液。根据测试结果，记录业统计所调查人群中的基因型。

实验操作比较简单，测试者要采用一些技巧迷惑受试者，避免使受试者由于心理作用而影响结果的准确性。配液过程所用的烧杯、容量瓶、试剂瓶等应高压灭菌，给受试者滴药液时切记悬空加样，不要碰到受试者，避免交叉感染。

(卫荣华)

【实验流程】

配液 — 配制不同浓度的1~14号液 → 滴试 — 滴液于受试者舌根部 用蒸馏水作同样的试验 → 记录结果 → 分析

【作业和思考题】

(1) 根据实验结果，算出味盲者 tt 基因型的频率。

(2) 求出基因 t 与基因 T 的频率。

(3) 假定 tt 基因型的适应值=0，求出选择后基因 t 的频率(q_1)，及改变量 Δq 的值。

例 1 二班测定了 61 人对苯硫脲的尝味能力，其中 30 人(TT)有尝味能力、杂合的有 28 人(Tt)、味盲者有 3 人(tt)。问是否达到 Hardy-weiberg 平衡？

T 基因的频率 p_T =(30×2+28)/(61×2)=0.72；

t 基因的频率 q_t =(3×2+28)/(61×2)=0.28

	TT	Tt	tt	总计
实际频数(O)	30	28	3	61
理论频数(C)	(Np^2) 31.6224	(N$^2 pq$) 24.5952	(Nq^2) 4.7824	N
(O−C)^2/C	0.083	0.471	0.664	1.219

χ_2^2 =1.219(<1.39)，p=0.5，符合 Hardy-weiberg 平衡群体。

根据群体遗传学的哈代-温伯格氏定律，如果没有其他因素的干扰，人群中基因 t 的频率也将会世代相传而不发生变化。

如果我们假定，某种选择作用对隐性纯合子 tt 不利，使其适应值=0 时(即 100%被淘汰)，则基因 t 频率将会发生改变，如下表所示：

基因型	TT	Tt	tt	合计
初始频率	p_0^2	$2p_0q_0$	q_0	1
适应值	1	1	0	
选择后频率	p_0^2	$2p_0q_0$	0	$p_0^2 + 2p_0q_0$
相对频率	$\dfrac{p_0^2}{p_0^2 + 2p_0q_0}$	$\dfrac{2p_0q_0}{p_0^2 + 2p_0q_0}$	0	1

选择后基因 t 的频率为：

$$q_1 = \frac{1/2 \times 2p_0q_0}{p_0^2 + 2p_0q_0} = \frac{p_0q_0}{p_0(p_0 + 2q_0)} = \frac{q_0}{1 + q_0} \tag{1}$$

选择后基因 t 频率的改变量为：

$$\Delta q = q_1 - q_0 = \frac{q_0}{1 + q_0} - q_0 = \frac{-q_0^2}{1 + q_0} \tag{2}$$

$\Delta q = \dfrac{-q_0^2}{1 + q_0} =$ − (0.28)^2/(1+0.28)=0.06125

以上分析表明，选择的强有力的作用，它使群体的基因频率的平衡受到破坏，生物体便会产生某种方式的进化。

例2 三班测定了 66 人对苯硫脲的尝味能力，其中 35 人(TT)有尝味能力、杂合的有 27 人(Tt)、味盲者有 4 人(tt)。

问三班是否达到 Hardy-weiberg 平衡？

DTT=65/127=0.5118，HTt=55/127=0.4331，Ptt=7/127=0.0551

$p=(65 \times 2 + 55) \div (127 \times 2)=0.728$ $q=(7 \times 2 + 55) \div (127 \times 2)=0.272$

	TT	Tt	tt	总计
实际频数(O)	65	55	7	127
基因型频率	0.5118	0.4331	0.0551	1
基因频率		P=0.728 q=0.272		
理论频数(C)	$(N p^2)$ 67.3	$(N 2pq)$ 50.3	$(N q^2)$ 9.4	N 127
$(O-C)^2/C$	0.0786	0.4392	0.6128	1.1307

$\chi^2=1.1307$，df=3−2=2，$p=0.1\sim0.9$

(卫荣华)

实验二十二 系 谱 分 析

【实验目的】

(1) 通过对遗传病系谱的分析，掌握单基因遗传病的传递方式及其特点。

(2) 掌握系谱的绘制和分析方法，学习不同系谱中个别成员的发病风险估计。

【实验原理】

系谱是在调查的基础上，按一定形式绘制成的一个图式，它表示着先证者家系的情况和家系中其他成员的情况。为此，通过系谱分析，能获知遗传性状发生的遗传方式，估计其发病风险，从而提出意见。

【内容和方法】

运用遗传规律讨论下列系谱：

1. 某一家系中 他的每代成员都有一定比例表现为白色额发(头发中有一绺白色的额发)这个性状，经调查绘制成的系谱如图 22-1。

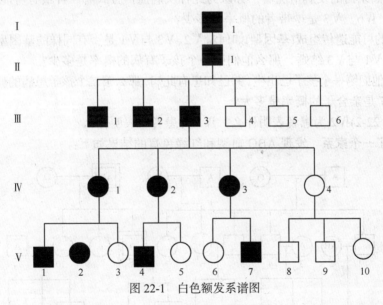

图 22-1 白色额发系谱图

问题：

(1) 从这一系谱的发病情况看，你认为白色额发这个性状是显性还是隐性？

(2) 白色额发这个性状是常染色体遗传还是伴性遗传？

(3) 这个系谱能表明哪一种遗传方式传递的特征？

(4) 就此系谱分析，你能从中得出什么经验和体会？

2. 某一家系中 斑状角膜变性是一种引起角膜疾病的遗传病，下面的系谱中某些成员患有这种病。

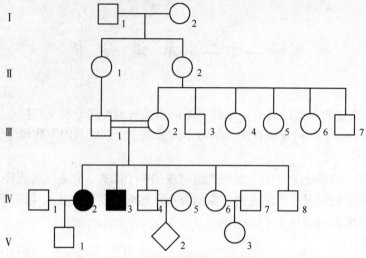

图 22-2　斑状角膜变性系谱图

问题：

(1) 从上面系谱的发病情况看，你认为此种疾病遗传方式哪一种最有可能？

(2) Ⅳ4、Ⅳ6、Ⅴ3 是携带者的概率是多少？

(3) Ⅴ1 的可能遗传组成(基因型)如何？ Ⅴ2、Ⅴ3 与 Ⅴ1 是否有同样的基因型？ 为什么？

(4) 如果 Ⅴ1 与 Ⅴ3 结婚，那么他们第一个孩子有病的概率是多少？

(5) 如果他们第一个孩子已出生，并已知患有此病，那么第二个孩子患病的概率是多少？

(6) Ⅲ3-7 是杂合子的概率是多大？

(7) (看图 22-2)Ⅳ2 为患者表明什么？ Ⅳ3 为患者又表明什么？

3. 调查了一个家系　发现 ABO 血型和红绿色盲的结果如下：

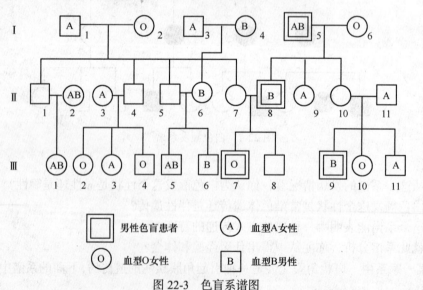

图 22-3　色盲系谱图

问题：

(1) 从这一系谱中能判断出色盲的遗传方式吗？ 根据是什么？

(2) Ⅲ7 的色盲基因是从 Ⅰ1~Ⅰ6 中的哪一个传递来的？

(3) 如果Ⅲ2和Ⅲ7结婚，他们的男孩将表现为色盲的可能性有多大？他们的孩子可能血型是什么？

(4) 如果Ⅲ7和Ⅲ10结婚，所生的女孩为色盲基因携带者占多大比例？表现为色盲的可能性是什么？

(5) 如果Ⅰ、Ⅱ代的判断是正确的，那么，第Ⅲ代中就有一个个体的血型记录是错误的。是谁？

(6) 如果对5题中的那个小孩的母亲的血型判断是正确的话，试根据小孩的血型推断出他父亲的血型？

(7) 请将图中未示血型的个体的可能血型写在该个体的下边。

4. 一例白化病系谱

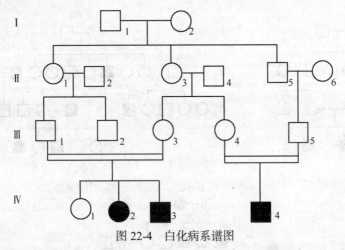

图 22-4　白化病系谱图

问题：

(1) 此病遗传方式如何？根据是什么？

(2) Ⅲ3与Ⅲ1是什么婚配关系？Ⅲ4与Ⅲ5是什么婚配关系？

(3) 第Ⅳ代两个家庭4人却有3个患者，表明什么？

(4) 患者双亲的遗传组成(基因型)如何？

(5) Ⅳ1未患此病的可能性是什么？有无患此病的可能性？为什么？

(6) Ⅲ2是携带者的可能性是多大？他与Ⅲ3婚配，其子女患此病的可能性是多大？婚后已生育一个白化病患儿，如再次生育，下一个孩子患病的可能性是多大？婚后已生育一个正常孩子，如果再次生育，下一个孩子患此病的可能性多大？

(7) Ⅲ2随机婚配，其子女患此病的可能性多大？婚后已生育一个正常的孩子，如果再次生育，下一个孩子患此病的可能性多大？婚后已生育一个白化病患儿，如果再次生育，下一个孩子患此病的可能性是多大？

(8) Ⅲ2和群体中一患白化病的女子结婚，其子女患此病的可能性是多大？为什么？他们已生育一个白化病患儿，这如何解释？他们已生育一个正常孩子，如果再次生育，下一个孩子患此病的可能性是多大？为什么？

5. 苯丙酮尿症(PKU)　是一种氨基酸代谢异常疾病,临床上表现为智能低下(图22-5)。

问题：

(1) 哪些个体是肯定的PKU疾病基因携带者？

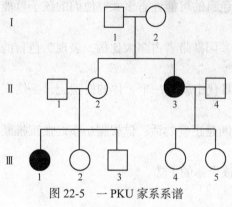

图 22-5 一 PKU 家系系谱

(2) Ⅲ2 是疾病基因携带者的概率是多少?

(3) 如果Ⅲ3 和Ⅲ4 结婚, 他们第一个孩子是 PKU 患者的概率是多少? 第二个孩子是 PKU 患者的概率是多少?

(4) PKU 患者的概率又是多少?

(5) PKU 发生的机制是什么?

(6) 试指出下列三个系谱(图 22-6)中所显示的 "疾病" 的可能的和不可能的遗传方式, 为什么?

(7) 下列系谱(图 22-7)中的双生子性状的遗传方式是什么?

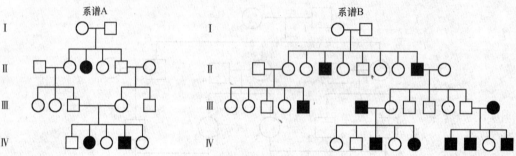

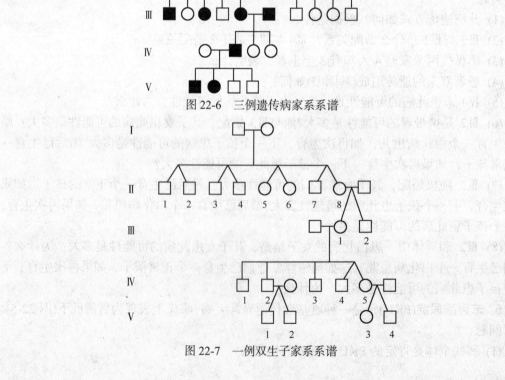

图 22-6 三例遗传病家系系谱

图 22-7 一例双生子家系系谱

(8) 试指出下列系谱(图 22-8)中所显示的"疾病"的遗传方式，其判断依据是什么？

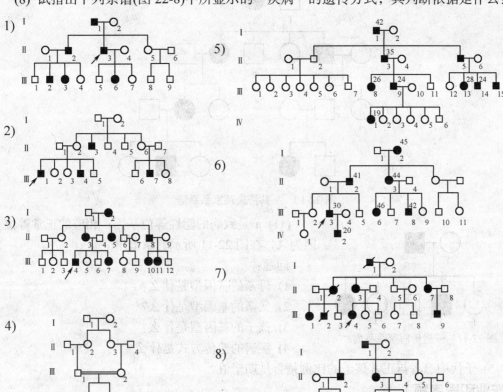

图 22-8　8 例遗传病家系系谱

(9) 人类的先天性耳聋呈常染色体隐性遗传，在以下系谱(图 22-9) 中，假设有两个耳聋患者，每个人都是某一隐性突变的纯合子，他们婚后生有四个孩子，每个孩子的听力都是正常的。试解释之。

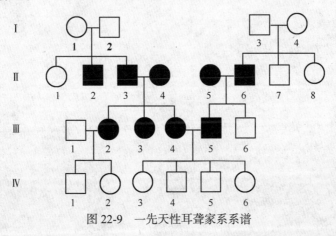

图 22-9　一先天性耳聋家系系谱

(10) 共济失调是一种神经系统疾病，试指出以下系谱(图 22-10) 中共济失调疾病的遗传方式。

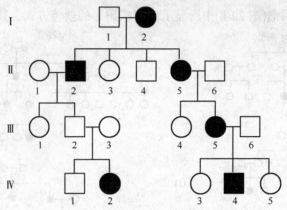

图 22-10　一共济失调家系系谱

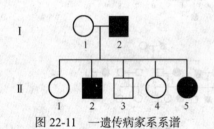

图 22-11　一遗传病家系系谱

(11) a 是致病的隐性等位基因；相应的正常等位基因为 A，在图 22-11 所示的系谱中.

问题：

1) 母亲的基因型是什么？

2) 父亲的基因型是什么？

3) 孩子的基因型是什么？

4) 疾病的遗传方式是什么？

5) 子代中患者与正常孩子的比例是否是期望值？

【作业和思考题】

(1) 分析并记录上述各系谱的基因型和遗传方式。

(2) 如何进行系谱调查?

(朱　敬　沈君豪)

第八章 遗传研究创新性实验

实验二十三 人类性状的遗传学分析

【实验目的】

通过人类各种性状的调查分析，了解其遗传方式、基因频率和基因型频率。

【实验原理】

人类的各种性状都是由特定的基因控制形成的。由于每个人的遗传基础不同，某一特殊的性状在不同的人体会出现不同的表现。通过一个特定人群的某一性状的调查，将调查材料进行整理分析，可以初步了解某性状的遗传方式、控制性质基因的性质，并能计算出该基因的频率。

【内容和方法】

观察卷舌等性状，对自己的家族进行调查，绘制系谱图，确定该性状的遗传特性；对本班的同学下列表格中的性状进行调查和统计分析。

(一) 性状调查表（表23-1）

表 23-1　班级遗传特性统计表

		女生					男生				
		1	2	3	…	合计	8	9	10	…	合计
卷舌	能										
	不能										
眼睑	单										
	双										
耳垂	有										
	无										
拇指外展	能										
	不能										
发式	卷发										
	直发										

(二) 性状调查

1.**卷舌性状的调查**　在人群中,有的人能够卷舌(tongue rolling),即舌的两侧能在口腔中向上卷成筒状,称为卷舌者(tongue roller),受显性基因(T)控制,有的人则不能(图23-1)。大家可相互观察,或对镜观察自己是否具有卷舌能力。或对自己的家族进行调查,绘系谱图,确定该性状的遗传特性。

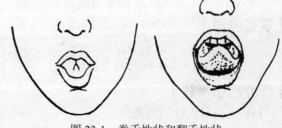

图 23-1　卷舌性状和翻舌性状

2. **眼睑性状的调查** 人群中的眼睑(eyelid)可分为单重睑(俗称单眼皮，又叫上睑赘皮)和双重睑(俗称双眼皮)两种性状。一些人认为双眼皮受显性基因控制，为显性性状；单眼皮为隐性性状。关于这类性状的性质和遗传方式，目前尚有争论，还有待进一步研究；或可以调查一下自己家族中有关成员的眼睑情况，并绘制成系谱图，分析其遗传方式。

3. **耳垂性状的调查** 人群中的不同个体的耳朵可明显区分为有耳垂(free ear lobe)与无耳垂(attached ear lobe)两种情况(图 23-2)该性状是受一对等位基因所控制的，有耳垂为显性性状，无耳垂为隐性性状。调查你的家庭各成员的耳垂性状，是否符合孟德尔式遗传，调查全班同学的耳垂出现频率。

4. **额前发际的调查** 在人群中，有些人前额发际(hair line of the forehead)基本上属于平线，有些人在前额正中发际向下延伸呈峰形，即明显地向前突出，形成 V 字形发，见图23-3。特征属显性遗传。调查班级中有些同学前额发际呈峰形，记为"V"，平线者为"一"。

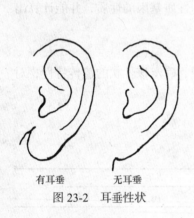

图 23-2　耳垂性状

有耳垂　　　无耳垂

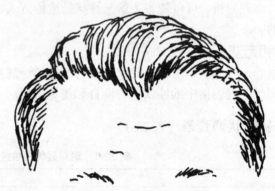

图 23-3　额前发际 V 形

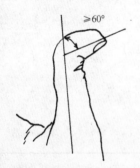

图 23-4　拇指端关节外展

5. **发式和发旋的调查** 人类的发式有卷发和直发之分。东方人多为直发，为隐性性状，卷发则为显性性状；每个人头顶稍后方的中线处都有一个发旋(有的人可不止一个)，其螺旋方向受遗传因素控制，顺时针方向者为显性性状，逆时针方向者为隐性性状。调查家族中有关成员的发式和发旋性状，是否符合孟德尔式遗传。调查班级中不同个体发式和发旋情况。

6. **拇指端关节外展** 在从群中有的人拇指的最后一节能弯向桡侧与拇指垂直轴线呈 60° 角(图 23-4)性状呈隐性遗传即该性状的纯合性个体的拇指端可向后卷曲 60°。调查班级中哪些同学有此性状，统计该性状出现的频率。

【实验流程】

分组分任务 → 3～4人一组 每组调查3个项目 → 调查性状 → 记录性状性别 → 统计数据 → 性状百分比 男、女、全体 → 结果分析

【作业和思考题】

(1) 完成班级性状调查表。

(2) 统计数据，解释统计分析结果。

(卫荣华　曾凡龙)

实验二十四　遗　传　咨　询

【实验目的】

(1) 熟悉遗传咨询的一般过程。

(2) 掌握遗传病再发风险的估计方法。

(3) 通过单基因病的分析，掌握系谱分析的一般方法。

【实验原理】

遗传咨询是医师或从事医学遗传学的工作人员用遗传学和临床医学的基本原理，确定某病是否为遗传病、遗传方式、再发风险、如何防治等一系列问题，然后回答患者及家属提出的有关疾病的各种遗传学问题，并提出建议和指导。所以，从事遗传咨询的工作人员除具备临床医学的知识外，还必须具备医学遗传学的基本知识，了解遗传病与其他临床疾病的鉴别诊断，掌握系谱分析的原理和方法，熟悉遗传病再发风险估计等。遗传咨询一般包括下列几个步骤：①询问、查体、实验室检查、收集家族史，绘出系谱图；②依据第一步获得的资料以及实验室的检查结果，判断某病是否为遗传病；③根据系谱分析判断遗传病的传递方式或可能的传递方式；④回答患者及有关人员所提出的各种遗传学问题，例如该遗传病的产生原因、诊断、预防、治疗及再发风险的估计等问题；⑤与患者及家属商谈，并帮助他们做出恰当的选择和确定最佳措施。遗传咨询是减少遗传病患儿出生的有效方法，对降低遗传病的群体发病率，提高人类的遗传素质具有重要意义，因此它是医学遗传学的一项重要研究内容。

【内容和方法】

把实验室人员分成六个小组，实行角色扮演和互换。单号先做医生，双号为患者代表；抽取一个病例，在 10 分钟准备以后，开始患者向医生咨询。20 分钟后，对换，再抽取另一个病例，10 分钟准备以后，开始第二轮咨询。

准备阶段，自己角色的组员进行讨论，提出问题或准备数据。病例如下：

例 1　某妇女，曾生育过一先天愚型患儿，现再次妊娠，惧怕再生同病患儿前来咨询。

对此患者需先核实患儿核型是否 21 三体性。如果证实核型为 47，XX(XY)，＋21，则其再发风险为 1/650~1/1000。如果此妇女已 32 岁则再发风险会增加至 1/1000(即 6 倍到 10 倍)。又如发现母亲为易位型携带者，则风险率大大增高，此时应嘱该妇女作绒毛、羊水细胞的产前细胞遗传学诊断。

例 2　某男性，38 岁，两次结婚，第一妻妊娠 8 次均于妊娠 2 个月左右流产，故离婚，与第二妻婚后，女方受孕次亦均在 3 个月内流产，要求明确流产原因及是否能再妊娠。

本例显然是男方问题，特别是因为在询问病史中得知其第一妻与其离异后再婚生育正常。在 3 个月内自然流者 50%的病因是由于染色体异常，特别是男方原因引起的更是如此，故首先检查了男女双方核型。女方核型正常，男主有 13 号染色体间的平衡易位 t(13q；13q)。这类完全的罗氏易位携带者有 5 种：t(13q；13q)；t(14q；14q)；t(15q；15q)；t(21q；21q)及 t(22q；22q)。由于这类易位不能形成正常的配子，故不可能有正常的后代，这时应劝男方作绝育术，如双方同意可进行人工授精领养。如果是非同源罗氏平衡易位，如 t(13q；13q)

等，则仍有 3/4 的机会生产畸形儿、流产或生育同样的携带者，危害后代极大，也应劝阻再次妊娠。

例 3 一对新婚夫妇，由于女方的弟弟患有苯酮尿症(PKU)，害怕今后会生育 PKU 患儿前来咨询。

此例应首先证实女方弟弟是否确为 PKU 患者，因高苯丙氨酸血症伴尿中苯丙氨酸旁路代谢产物增多有高度异质性，至少有 8 种类型，故先要确诊其为经典的苯丙氨酸羟化酶缺乏的 PKU。如果证实，则其父母应为杂合子携带者。这对夫妇女方为携带者的概率为 2/3，男方为携带者的概率可从我国 PKU 人群发病率计出。根据国内 11 省、市新生儿筛查资料，PKU 发病率为 1∶16500，由此算出基因频率约为 0.0078，携带者的频率为 1/65(2pq)，故生育患儿风险为 $1/65 \times 2/3 \times 1/4 = 1/390$，风险率不高。如果风险率高者，比如一对夫妇已生育过 1 例 PKU 患儿要求再次妊娠时，风险率则高达 1/4。此时，一方面应向求诊者说明再次生育患儿的危险性；同时也可告知目前我国已能应用聚合酶链反应(PCR)结合寡核苷酸探针技术对我国已发现的 11 种 PKU 点突变(约占 70%病例)进行产前诊断，提供咨询者选择。

例 4 一对夫妇生了一个严重先天性聋哑患儿，此患儿呈单纯聋哑而无其他异常表现，他们前来咨询：如果再生育，出现聋哑儿的机会是多少？

聋哑是非常复杂的综合征，有遗传性的，也有环境因素引起的；有先天性的，也有迟发的；有单纯性的，也有合并其他畸形的；有完全性的。也有不完全性的。所以对待这种情况，请耳鼻喉科专家会诊明确初步诊断是明智的。据估计耳聋发病率约为 0.1%，与遗传病因素有关的病因达 127 种以上，有高度的遗传异质性。先天性耳聋属常染色体隐性遗传者占 75%左右，常染色体显性遗传者占 3%，其他原因不明者中相当一部分为多基因遗传，占 20%，X 连锁遗传者罕见(2%以下)。在确定上述遗传因素前还要仔细排除环境因素，诸如风疹、胆红素脑病、脑膜炎等。对严重性耳聋再发风险的估计可以根据 Stevenson 等的经验风险率(empiric risk rate)来判断。还应考虑咨询者的实际情况。例如父母正常又非近亲结婚，生育一例患儿，按再发风险为 1/6，但如果生育了 3 个正常小孩，则再发风险可低于 1/6。本例父母正常又非近亲结婚，故再发风险应估计为 1/6。当然，如果患儿伴有其他症状，就应力求做出疾病或某种综合征的较为准确的诊断，再作再发风险的估计。

聋哑患者由于难觅对象经常与聋哑人结婚，如果大部分为常染色体隐性遗传来估计，他们的子女应全部为聋哑患者，但实际调查结果约 70%子女不发病，这是由于大多数父母携带者的是非等位隐性基因，因而出现双重杂合子而不发病的现象，因此对于父母聋哑的咨询应是谨慎的。尽管如此，他们生育聋哑子女的风险仍高达 30%，故应嘱绝育为好。

例 5 一对夫妇因生育了一个智力低下(mental retardation, MR)的患儿前来就诊，咨询能否治疗？如再生育是否会出现同样情况？

本例是医生经常见到并十分棘手的问题，临床诊断常为"大脑发育不全"而无病因诊断。由于导致智力低下的原因非常多，而且许多原因又难以鉴别，所以比较合理的方法是抓住那些主要原因，以图得出初步印象。这些原因有下列几方面。

(1) 染色体病：染色体病中，21 三体性是引起智力低下最常见的原因，占 MR 的 10%左右。列第二位的是脆性 X 综合征。因此对智力低下的患儿作染色体检查是必要的。

(2) 单基因病：常染色体显性遗传(AK)的智力低下较少见，而常染色体隐性遗传(AR)的则较多见，如苯酮尿症、半乳糖血症、同型胱氨酸尿症、溶酶体贮积症(尤其是黏多糖病)、小头畸形等。这类疾病约占 MR 的 5%左右。X 连锁隐性遗传病引起智力低下者首推 G6PD 缺乏症，导致新生儿黄疸诱发胆红素脑病，但在长江以北地区少见。

(3) 多基因病：这类疾病占 MR 的 15%~20%，但往往表现为轻至中度智力低下，双亲智商偏低。

(4) 环境因素：包括产伤、新生儿窒息缺氧、风疹、巨细胞病毒、致畸药物或毒物、宫内生长迟缓等。

所以对智力低下儿求咨询时，应先了解病史、生产史、家族史及检测智商(或根据自理生活能力、语言能力或学习成绩作智力初步判断)了解智力低下的程度，尽可能排除环境因素，最后根据伴发症状或体征做出拟诊。伴有形态学异常者必须做染色体检查。疑患遗传性代谢病者应做相应的生化学或分子遗传诊断。如果仍然找不出原因，就可能为多基因智力低下或其他未知病因。

咨询者最关心的是治疗问题，对于一些查明原因的代谢病如苯酮尿症、半乳糖血症、家族性甲状腺肿，可早期进行预防性治疗，"禁其所忌"效果很好。其次，咨询者关心的是再生育问题，应告知防治 MR 应首先着眼于围产期保健，特别是避免产伤、新生儿窒息、缺氧等情况；对父母中有 G6PD 缺乏者应及早查脐血，如发现婴儿 G6PD 缺乏应采取措施防止胆红素脑病出现；对染色体异常者，如要再生育则必须作产前细胞学诊断。

应该承认并向咨询讲清，目前大多数智力低下儿尚无有效的药物，故应对智商高低不同者分别加以处理：智商在 50~70 者可训练做简单性技术工作或进弱智学校；智商在 35~49 者只能自理生活；智商在 35 以下者，则只能由他人照顾和监护。至于再次生育的再发风险依不同疾病而定。如考虑为多基因遗传的，再发风险 <50%，如已生育 2 个智力低下患儿则再发风险增至 10%，患儿二级亲属再发风险约为 1%

例 6　一女性，22 岁，由于本人无月经，外生殖器发育异常，前来求诊，咨询是否可结婚，婚后有无生育。

体检中发现该女性阴蒂肥大，呈龟头状，阴道末端与尿道同一开口，第二性征呈女性，乳房发育，腋毛与阴毛均呈女性分布，子宫、输卵管及卵巢可扪及。由于外生殖器特点及无月经应考虑两性畸形的可能性，此时作染色体检查是必要的。因为两性畸形分布真性与假性两类：真性具有两种性别表型，既有睾丸又有卵巢，核型多为 46，XY/46，XX 嵌合体，而男性假两性畸形，即睾丸女性化综合征，核型为 46，XY，具有女性性征。本例核型检查结果为 46，XX/46，XY，结合临床表现诊断为真性两性畸形。这类问题的处理宜极慎重，要充分考虑其性腺及外生殖器发育情况、年龄、社会性转化。在剖腹探查后发现左侧为卵睾，由于卵睾有可能恶性变，故建议切除，手术将阴道和尿道分开并做阴道成形术，这样婚后有正常性生活，并有可能妊娠。

【作业和思考题】

(1) 遗传咨询过程要注意哪些问题？

(2) 报告自己咨询的病例和分析过程。

(卫荣华　曾凡龙)

第四篇 医学实验动物知识

第九章 动物经典验证性实验

实验二十五 医药动物分类

【实验目的】

(1) 了解动物界各门类的主要特征及与医学的关系。

(2) 熟悉几种医药动物的分类地位和在生物进化中的地位。

(3) 初步了解动物在医学实验中的运用。

【实验用品】

1. **器材** 显微镜、放大镜、解剖镜、解剖盘、镊子。

2. **标本模型** 代表动物的装片标本、整体标本、解剖浸制标本、模型、挂图等。

【内容和方法】

动物界的种类繁多，与医药学有关的主要是可供药用的动物如蜈蚣、龟、蛇；寄生于人体的寄生动物如血吸虫、蛔虫和供医学研究用的动物如小白鼠、家兔等。这些动物在分类学中同其他动物一样，归属于一定的门类中，我们通过这些动物的标本观察，既可了解动物各门类的主要特征，也可以认识动物与医学及人类的关系。

(一) 无脊椎动物

1. **原生动物门** 这一门动物为最原始、最低等的一类动物。体形微小，由单细胞构成(少数种类为单细胞群体)。自由生活于各种水域及土壤中。有的营寄生生活。

这一门动物可依其运动细胞器分为四纲。

(1) 鞭毛纲：如寄生于人体的利什曼原虫、阴道毛滴虫等；

(2) 肉足纲：如寄生于人体的痢疾内变形虫(又名溶组织内阿米巴)；

(3) 孢子纲：如间日疟原虫；

(4) 纤毛纲：如寄生于人体的结肠小袋纤毛虫。

临时制备变形虫玻片，在显微镜下可见大变形虫有伸缩泡(靠近核附近，圆形透明)、食物泡(在内质中，数目及大小不一，由于内含食物颗粒，所以看上去不如伸缩泡那样透明)、细胞核等细胞器。其原生质外质(靠近伪足)呈凝胶状态；内质中，靠近外质为溶胶状态，并可见颗粒在其中川流不息。寄生于人体的阿米巴变形虫形态与其相似，但在人体有两种形式，一为滋养体，另一为包囊。

2. **扁形动物门** 扁形动物体形是背腹扁平，两侧对称，三胚层，无体腔，消化管道有口缺肛门。排泄器官是末端具焰细胞构造的原肾管。生殖系统发达。梯形神经系统。这类动物分三纲。

(1) 涡虫纲：涡虫。

(2) 吸虫纲：如寄生于人体的日本血吸虫、布氏姜片虫等。

(3) 绦虫纲：如寄生于人、畜的猪带绦虫、牛带绦虫等。

显微镜下观察血吸虫和姜片虫的玻片标本。血吸虫雄雌异体，有口吸盘和腹吸盘，两侧对称，有管状消化道。雄虫有雄性生殖器和抱雌沟。雌虫细长，有雌性生殖器一套。日本血吸虫寄生于人体门静脉和肠系膜静脉。姜片虫为人体最大寄生虫，虫体长扁形，雄雌同体，两侧对称，腹背扁平，有口、腹吸盘，有分支的肠支和发达的生殖系，但无肛门。

3. 线形动物门　身体细长，横切面呈圆形。具原始体腔(亦称假体腔)。具完全消化管。寄生于人体的人蛔虫、钩虫、丝虫、蛲虫等。

在显微镜下观察蛔虫横切玻片标本和浸制标本。蛔虫长柱形，两端尖细，不分节，雄雌异体，有口、肛门，消化道管状，三胚层，假体腔，生殖系发达。寄生于人体内的扁形动物和线形动物，医学上统称医学蠕虫。

4. 环节动物门　环节动物身体多为圆筒形。两侧对称。具体节(属同律分节)。有真体腔。出现闭型循环系。神经系统为发达的连状神经系。 环毛蚯蚓、日本医蛭、宽体金钱蛭、沙蚕等属于这一门动物。

观察蚯蚓整体标本与解剖标本、装片，识别形态构造。

蚯蚓又名地龙、曲蟮。这一动物经研究、试验证明它有解热、镇静、平喘、降压、抗惊厥等方面作用。因此常被用于主治热结、尿闭、慢性肾炎、高热烦躁、抽搐、半身不遂、高血压等疾患。外用治烫伤、火伤、疮毒等症。

5. 软体动物门　身体柔软不分节。躯体可分为头、足、内脏团三部分。体表多有石灰质的贝壳(介壳)保护。具开管循环系。水生的用鳃呼吸，陆生的用肺呼吸。神经系统由神经节和神经索连接组成。感受器较发达。

这一门动物是无脊椎动物中除节肢动物门以外最大的一门。常见的田螺、蜗牛、河蚌和章鱼等均属这一门动物。

观察河蚌外形及内部构造。

6. 节肢动物门　两侧对称。三胚层。身体具体节(属异律分节)。具分节的附肢。代表具几丁质的外骨骼。出现横纹肌。具混合体腔和开管式的循环系统。感觉器官发达，有单眼、复眼、触角、触须、听器和平衡囊等。链状神经系。

本门动物为无脊椎动物中真正适应陆生的类群。是动物界最大的一门。分布甚广。人类食用的虾、蟹，药用的蚖蝎、蜈蚣、蜘蛛和蜂毒、蜂蜡、蜂蜜的生产者——蜜蜂等都属于这一门动物。

蜈蚣，属多足纲，体扁平，常由22节组成，分为头部和躯干部。第一节具附肢两对，其余各节具附肢一对，第一对附肢基部愈合，末节变为毒爪，附肢内有毒腺。

(二) 脊椎动物

脊椎动物是脊索动物的一个亚门。脊索动物具有三大主要特征：脊索、背神经管、咽鳃裂。脊椎动物的脊索被脊柱所代替，背神经管分化为脑和脊髓。此外，这一亚门动物还具以下主要特征：身体左右对称；躯体可分头、颈、躯干和尾四部分；具发达的内骨骼和两对附肢；血液循环为闭管系；雄雌异体，营两性生殖，卵生或胎生等。脊椎动物与人类关系密切，是重要的人类食物来源。许多种类在疾病防治方面具有药用价值，如虎骨、麝香、蛇胆和龟胶等贵重药材都来自动物身体。另外在医学上，从事基础研究和临床药物的研究，往往需要用动物做实验，这些动物被称为实验动物，实验动物绝大部分为脊椎动物。实验动物在现代医学中的地位随着人类健康的需要，日趋显得重要。下面即通过标本、实物、图片观察，简要介绍几种常用的医学实验脊椎动物。

1. 蟾蜍(*Bufo bufo*)　我们通常所见的蟾蜍后多为大蟾蜍(*Bufo bufo gargarizans*)，其又名癞蛤蟆(实属大蟾蜍的一个亚种)。蟾蜍属于两栖纲、无尾目、蟾蜍科。

身体分头、躯干及四肢三部分。皮肤裸露，背面多呈黑绿色，其上有许多大小不等的瘰疣。头部扁阔。口裂宽大，有上下颌无齿。有一对耳后腺，能分泌乳状的称之"蟾酥"的液体。趾间有蹼。肝分三叶(左、中、右各一叶，左、右叶较大)。肺为粉红色、中空的囊状。两心房一心室血液循环为不完全双循环。

蟾蜍的染色体 $2n=22$。蟾蜍的腓肠肌、腹直肌较发达。可用腓肠肌和坐骨神经来观察外周神经的生理功能，药物对周围神经、横纹肌或神经肌肉接头的作用。腹直肌可用于鉴定胆碱能药物的作用。脊髓反射和反射弧的分析实验亦可用蟾蜍。由于蟾蜍(青蛙也一样)的心脏在离体情况下仍可有节律搏动很长时间，所以人们更多的是用它来研究心脏的生理功能、药物对心脏的作用等。

2. 家鸡(*Gallus domestica*)　家鸡通称鸡。鸟纲、鸡形目、雉科。

家鸡的食管中有一嗉囊(饱时可见颈部有一圆形突起即是)，嗉囊后的食管下连腺胃。腺胃下为一坚硬的肌胃(砂囊)。肝分 3 叶(左 2 叶右 1 叶)。和哺乳类的肺比较，家鸡的肺无肺膜及横膈，为海绵状，紧贴其肋骨上，肺上有许多小支气管直通气囊，气囊有 9 个。

进行血凝作用的研究，鸡是最好的动物，这是因为鸡的红细胞和其他动物不同，呈椭圆形，有大的细胞核，易于观察。复制动脉粥样硬化动物模型，也可用家鸡做材料。

3. 小白鼠(*M.m.albula*)　医学实验用的小白鼠为小家鼠(*Mus musscilus*)的变种。属哺乳纲、啮齿目、鼠科(小鼠的近交系 250 种，突变系 148 种，近交系 118 种)。

小白鼠全身被白毛。躯体分为头、颈、躯干、尾四部分。眼睛大而鲜红，面部尖突，尾较长，尾上有短毛。雌鼠有乳头 5 对，分布在胸侧 3 对，腹与腹沟部 2 对，肋骨 11 对。胃有单室，盲肠较短，呈 U 形，有蚓状突。脾脏长而大，肝 4 叶(左 1 叶右 3 叶)，具胆囊。肺分 4 叶(左 1 右 4)。雄性睾丸发达，能移动。雌性卵巢呈扁椭圆形，子宫为双子宫，分为 2 子宫颈和子宫角。

很多研究都选用这种动物做实验，如遗传学的纯种培育等方面的研究。肿瘤研究、抗癌药物的研究，小白鼠也是很好的材料，其他，如药物筛选、药物的效价比较等，小白鼠也是最常用的动物。

4. 大白鼠(*R.nalbus*)　大白鼠为褐家鼠(*Rattus naregicus*)的变种。和小白鼠同纲、同目、同科(近交系 180 种，突变系 20 种)。

大白鼠体型和体色与小白鼠一致。大白鼠四肢短，脚掌无毛。尾巴长度适中，尾毛稀少。雌鼠胸腹部有乳头 6 对。胃为单室。直肠较大，长约 6~8 厘米。肝分 6 叶(左外叶，左中叶、中叶、右叶、尾状叶、乳状叶。也可只分为 4 叶。因为乳头叶与左外叶分离不十分明显，尾状叶与右叶分离不十分明显，所以这两叶可不计算在内)，无胆囊。胰位于胃和十二指肠的弯曲处，呈淡红色，形状不规则，似脂肪，肺 5 叶(左 1 右 4)。雌性卵巢呈小球状，输卵管弯曲，上端在离卵巢近处开口叫喇叭口；子宫呈双叉形，左右子宫汇合后为阴道。雄性有睾丸一对，位于阴囊内，但也有不在阴囊而在腹腔内的。

大白鼠染色体二倍体数为 42，性染色体雄性为 XX-XY 型。繁殖周期较小白鼠长些(性成熟期 2~3 个月，孕期 30 天，一年内产仔 4~7 胎，每胎生仔 5~9 只)。

5. 豚鼠(*Cavia cobaya*)　豚鼠，亦称天竺鼠、荷兰猪。属于哺乳纲，啮齿目，豚鼠科。

豚鼠躯体长 25 厘米左右，被毛白、黑、黄褐色不一。前肢四指，后肢三趾。盲肠 15 厘米，约占腹腔体积的 1/3。肝分四叶(左右各 2 叶)，胰腺可分头部和左右两叶。左叶与胃大弯相接。肺分七叶(左 3 右 4)。肺组织中淋巴组织特别丰富。泌尿生殖系统与上述两种动物基本一致。

豚鼠染色体二倍体数为 64。性染色体为 XX-XY。性成熟期、孕期都较大白鼠长，一年内产仔次数及每胎产仔数也较大白鼠低。

医学上，对药物过敏反应或变态反应的研究，首选豚鼠。研究毒物对皮肤的局部作用时，也最好选用豚鼠。

6. 家兔(*Oryctolagus cuniculus domestica*)　家兔是一种草食性动物,属哺乳纲、兔形目、兔科。如新西兰兔、日本的大耳白、大青兔等约有 9 属、50 种。

家兔门齿发达，没有犬齿，唾液腺 4 对：腮腺、颌下腺、舌下腺、眶下腺。肝分 6 叶(左外叶、左中叶、右外叶、右中叶、右中叶、方形叶、尾状叶)。胆总管位置、走向与狗一致。肺分 5 叶或 7 叶(左 2 右 3 或左 3 右 3+1 中间叶)，左右相比，右肺比左肺大。脑神经 13 对，大脑表面比较发达，但很少有沟和回。颈部的喉返神经等的排布与狗的基本一致。

家兔的染色体二倍体数为 44，性染色体为 XX-XY。性成熟期 5~8 个月。孕期 30 天。一年内产仔次数 3~5 胎，每胎产仔 1~5 只。

免疫学、妊娠诊断、动脉粥样硬化、高血压以及热源问题等方面的研究可选用家兔。但研究咳嗽及呕吐反射问题，此种动物就不合适。因为这种动物很难产生呕吐。

7. 狗(*Canis familiaris*)　正名犬。属于哺乳纲、食肉目、犬科。

狗的耳朵短，直立。犬齿锐利。舌长而薄(这有助散热)。前肢五指，后肢四趾，有钩爪。狗有发达的唾液腺(包括腮腺、颌下腺、舌下腺)而无汗腺。天热时以大量分泌唾液来散热。狗的胃较大。大小肠全长约为体长的 3~4 倍。胰腺位于胃与十二指肠间的肠系膜上，乳黄色，柔软而狭长。肝也比较大(相当于体重的 3% 左右)，分为 7 叶(方形叶、左中央叶、右外侧叶、乳状叶、左外侧叶、尾状叶、右中央叶)。肺 7 叶叶(左 3 右 4)。胆囊管连接肝胆管、输胆总管，并开口于离幽门不远的十二指肠内。脑神经 13 对，大脑半球有沟、回。分布在颈部的神经如喉返神经、减压神经、交感神经及迷走神经等粗大(易找)。

狗的染色体二倍体数为 78，性染色体雄性为 XX-XY。性成熟期 8~10 个月。妊娠期 58~63 天。一年内发情两次，每胎产仔 5~8 只。

进行血液循环、消化和神经活动等方面的研究，狗最常被作为实验动物，放射病研究中也常选用这一动物。进行亚急性毒性和慢性毒性实验，也常用狗。

8. 家猫(*Felis domestica*)　家猫属哺乳纲、食肉目、猫科。

猫的趾底有脂肪式肉垫，因而行走无声，末趾有爪，且有屈伸性。胃为单室，肠较兔的稍长，盲肠细小，只能见到盲端有一个微小的突起。肝分 5 叶(左中叶、左侧叶、尾叶、右中叶、右侧叶)。肺 7 叶(左 3 右 4)。雄猫缺输精管和前列腺。家猫有牙 30 颗，分犬齿、假白齿和真白齿几种。上颌的后假白齿和下颌的第一白齿特别粗大，这是它能吃、啃鱼骨头等硬性食物的一大特点。它的神经系统、循环系统也比较发达。

　　研究气体、蒸汽对黏膜的刺激作用首选这种动物。呕吐的实验研究也可选用家猫。此外，可用家猫作去大脑僵直、姿势反射实验。另外还可利用家猫的血管较其他哺乳动物牢固这一特点，以用于各种循环系统实验。

　　还有一些医药实验用动物：牛、山羊、绵羊、猪、猴等。牛属于哺乳纲、偶蹄目、牛科。医药实验多用黄牛(*Bos taurus domestica*)。山羊、绵羊同属这一科动物。家猪属于这一目的猪科，往往也用作医学实验。还有一种供医药实验的猪则是经过培育的小型猪(*Swine*)，有 5 个品系。这一小型猪，其心脏冠状动脉的分布、主动脉结构以及皮肤的组织结构均与人相似，而它的血液与血液化学与人基本相同。供医药实验用的猴主要是猕猴(*Macaca mulatta*)，属于哺乳纲、灵长目、猴科。以上这几种比起前面所提到的 8 种，作为医药实验用，相应的要少些。

【作业和思考题】

　　(1) 为什么实验动物可以作为医学研究和教学教学的材料？

　　(2) 什么是模式动物？

(阮绪芝)

实验二十六　家兔的解剖

【实验目的】

(1) 进一步熟悉、掌握实验动物解剖的基本知识与基本技能。

(2) 熟悉家兔的外形特征，识别和了解家兔消化、泌尿、生殖、循环、神经等系统器官的形态、方位。

【实验用品】

1. **材料**　家兔。

2. **器材**　解剖台或解剖板、解剖器具(剪、刀、镊等)、注射器、纱布、棉球、细绳。

【内容和方法】

(一) 处死与外形观察

1. **处死**　家兔处死一般采用空气栓塞法，操作步骤是用一只手抓住兔颈背部的皮肤，将兔提起，另一只手托住兔的臀部，将兔置于解剖盘上，见彩图附图33。然后(两人合作)一人左手按住兔头部，右手按住臀部或抓住后腿，使兔不乱动。另一人用湿布块或湿棉球揩擦兔耳郭背面边缘的毛，然后用手指弹几下，使耳郭上较粗的静脉血管充血，取 10ml 的注射器，抽取 5ml 左右的空气，沿血管向心方向插入注射针头(注意不要穿透血管)注入空气到血管里(注射时可观察家兔瞳孔是否放大)使其致死，见彩图附图34。或抓兔者用手紧捏兔颈部血管，使其窒息而死。判断家兔是否快要死，除观察瞳孔外还可观察兔头颈部是否出现抽搐样动作。

2. **外形观察**　家兔是一种食草哺乳动物。全身被毛。体躯分为头、颈、躯干、尾及四肢几部分。头可分为颜面区(眼以前部分)及脑颅区(眼以后部分)两部分。颜面部最前端有一对外鼻孔，鼻下有口，口有肉质性上下唇，上唇中央裂开(俗称兔唇)，露出牙齿，一般情况下是雄兔的头型较雌兔为圆。颈短(外观不甚明显)。躯干可分胸部和腹部。雌兔在胸腹部有乳头 3~6 对(4 对的居多)，幼兔及雄兔的乳头不显著。躯干末端有一短尾。一手提起尾巴，用另一只手的拇指和食指扒开皮毛，可见躯干末端尾基部腹面有肛门；雌兔紧靠肛门前方有一椭圆形的间隙，间隙越向下越窄，此为阴道开口处(或称阴门)。雄兔在肛门前方有阴茎(幼年雄兔看不到明显的阴茎，只看到圆孔中有凸起物，此即阴茎)，末端的开口为尿生殖孔。成年雄兔在阴茎两侧有一对阴囊。四肢向腹侧伸出，前肢较后肢短，指(趾)端具爪。一岁以下的家兔指(趾)端爪色白多于红，老年家兔指爪长而弯曲，色黄(这可帮助鉴定家兔年龄)。

(二) 皮肤剥离与胸腹腔暴露

1. **皮肤剥离**　观察完外形后将家兔腹面向上，拉直四肢，用线绳固定四肢肘关节连同肱骨位及膝关节连同胫骨位于解剖台上，用棉布蘸水擦湿整个腹部中线被毛并分开向两侧压平，而后用镊子轻轻提起两腿基部稍前方的皮肤，剪一横裂口，由此口沿中线向头端剪至下颌部(剪时，另一只手用镊子沿所剪方向将皮肤稍稍提起，以免剪刀伤着内部器官)。

接着用左手提起下颌右侧切口边缘，右手用刀背分离皮下结缔组织，有前至后使皮肤与肌肉分开。并用同种方法剥离左侧皮肤。

2. 腹腔和胸腔暴露　用剪刀在腹正中线稍左剪开一小口，沿此口剪至胸骨剑突(剪时剪刀尖尽量向上以免损伤内脏)。再沿肋骨后缘向两侧作横切口以暴露腹腔，可见肝、胃、肠和膀胱等器官。

大致地观察一下胃、肠等器官的自然位置后，用镊子提起胸骨剑突，剪刀沿左侧缘肌肉剪至前肢基部(注意此处有粗大静脉血管)，再用同法剪断右侧缘肌肉，然后用骨剪从胸廓后缘向前剪断肋骨。(要特别小心，不要剪断或戳破血管)，然后剪断胸骨前端横行，取下胸廓以暴露胸腔。此时可见胸腔内有肺、心脏器官。

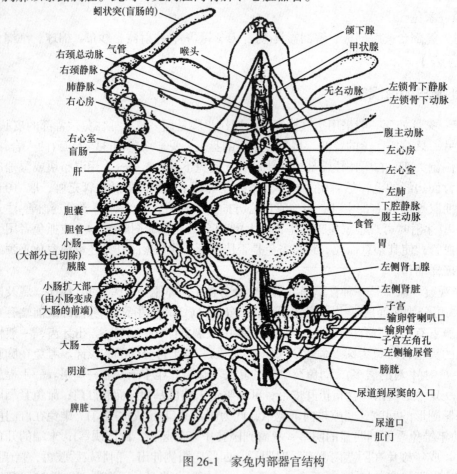

图 26-1　家兔内部器官结构

(三) 内部器官的观察

1. 消化系统的观察　消化系统包括消化管和消化腺两大部分。

(1) 消化管

1) 口、口腔：用剪刀剪开口角外皮肤和肌肉，用骨剪剪开口角使口张大并拉开下颌，可见口底部的舌；口腔顶壁有多褶的结构是硬腭，其后部是软腭。兔的牙齿为异型齿：上颌前后两对门齿，犬齿虚位(无犬齿)，两侧为前白齿与白齿，下颌齿同上颌。

2) 咽：与呼吸系一起观察。

3) 食管：咽后连接胃的一乳白色肌肉质细长管道，位气管背侧并穿过横膈与胃相接。

4) 胃：家兔的胃是单室胃。形状像一马蹄形的袋囊，横卧于腹内肝的左下方；接食管部为门，接小肠处为幽门，胃底部膨大部分称胃体；胃体向外侧的凸面称胃大弯，向内侧的凹面称胃小弯。小肠可分为十二指肠、空肠和回肠三部，小肠与胃相连接，其前端(约20~25cm)即十二指肠呈 U 形弯曲，其后为空肠，再后部为回肠(在外形上二者无明显区别)。

小肠之后为大肠。大肠可分为盲肠，结肠和直肠三部分。在大小肠交接处有一膨大的圆囊，自圆囊分出一粗大的盲支，前端粗大，表面具螺旋缢痕，占据腹腔大部分空间的便是盲肠，其末端变细，表面光滑的部分即是阑尾(又称蚓突)，于盲肠的起端、圆囊处向肛门走向的即是大肠的结肠部，而后是直肠，通向肛门处。

(2) 消化腺：消化液分唾液腺、肝脏等。

1) 唾液腺：家兔的唾液腺很发达，这可能与吃粗糙食物有关，共有 4 对，腮腺、颌下腺、舌下腺、眶下腺。下颌后部腹面两侧各有一暗红色呈卵圆形的为颌下腺。其导管前行入口腔。下颌角后缘的两侧耳基部处呈不规则三角形和粉红色的腺体为耳下腺也即腮腺。位于下颌骨联合处、呈扁平长条形的为舌下腺。眶下腺呈淡红色，位于眼窝底部，其导管穿过面颊开口于上颌第三臼齿处。部分人认为眶下腺不属于唾液腺，因而把唾液腺分为腮腺、颌下腺和舌下腺三部分。

2) 肝脏：位于腹腔前部，贴近横膈膜，其下缘遮住胃下弯，新鲜时呈紫褐色，分六叶，左外叶、左中叶、右外叶、右中叶、方形叶、尾状叶(也有人认为方形叶隶属于中叶之中，不予单独分叶，因而把肝脏分为五叶)。将肝脏边缘拨开，在肝的右中央叶深处，有一梨状色绿的是胆囊，胆囊发出的管叫胆囊管，肝发出的管叫胆管(肝管)。二者汇合成输胆总管，开口于离幽门不远的十二指肠内。

3) 胰腺：位于十二指肠 U 形弯曲部的肠系膜上，粉红色；为分散而不规则的脂肪状腺体，胰管开口于十二指肠后段约 1/3 处(需仔细寻找)。

2. 泌尿系统的观察 泌尿系统包括肾、输尿管、膀胱和尿道。

(1) 肾：一对；外形似蚕豆，呈红色，位于腹腔的背壁，腰椎两侧；右肾较左肾略高(近头方向)。肾的内侧上方各有一对淡黄色而扁平的内分泌腺为肾上腺。

(2) 输尿管：白色光滑的细管，左右各一条，均从肾的内侧发出，沿脊椎两侧向后延伸，开口于膀胱。

(3) 膀胱：贮尿器官，为梨形薄壁肌肉囊。位于腹腔末端、直肠腹侧。雄兔和雌兔的膀胱不同，雄兔膀胱位于直肠腹面，其膀胱颈延伸成一长管。雌兔膀胱位于直肠和阴道前庭的腹面，膀胱颈下为短的尿道，尿道开口于阴道前庭。

(4) 尿道：紧接膀胱之后，是从膀胱向外排出尿液的管道。

3. 生殖系统的观察

(1) 雄性生殖系：(图 26-2)参见彩图附图 36。

1) 睾丸：一对；位于腹腔，天热时在阴囊中。见开阴囊腹壁皮肤，可见白色、卵圆形的睾丸，经过弯曲的细管(附睾管)与输精管相通。

2) 输精管：一对；白色长管；左右输精管绕过输尿管腹面而进入贮精囊，贮精囊和尿道合并生成尿生殖管，由尿生殖孔开口于阴茎末端，在贮精囊背后方有加厚的组织称前列腺，能分泌液体刺激精子活动。

3) 阴茎：为雄性交接器，包含尿生殖管的末端，起顶部开口为泌尿生殖孔。

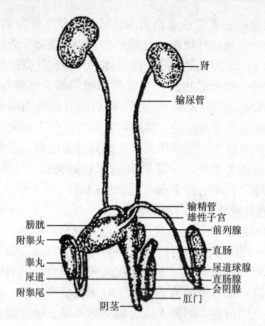

图 26-2　家兔雄性生殖系

(2) 雌性生殖系：(图 26-3)参见彩图附图 35。

1) 卵巢：一对，位于肾脏后方，腹腔背壁两侧，形似黄豆，表面呈颗粒状，常埋于脂肪中。

2) 输卵管：一对，位于卵巢外侧，开口处膨大称喇叭口。输卵管前段细而弯曲，后段膨大为子宫。

3) 子宫：兔为双子宫，其膨大程度与妊娠与否有关，前段接输卵管，后段开口于阴道。

4) 阴道：位于直肠的腹侧，膀胱的背面，由左右两子宫合并而成，后端为阴道前庭，末端以尿生殖孔开口于体外。

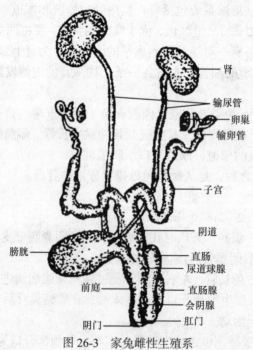

图 26-3　家兔雌性生殖系

4. 循环系统的观察 血液循环系由血液、心脏和血管(动脉、静脉、毛细血管)组成。

(1) 心脏:轻轻剪开围心膜,心脏即从围心腔中露出。将位于心脏前方的脂肪样的胸腺剪下,并小心剪除围心膜。

整个心脏似圆锥形。心室很大(心尖稍偏左,色较浅,肌肉壁很厚)。心室表面有一不明显的富有脂肪的纵沟,为左右心室的分界。心房较小,色深,壁薄。将心尖翻向前方,可见回到左右心房的静脉(图26-4)。

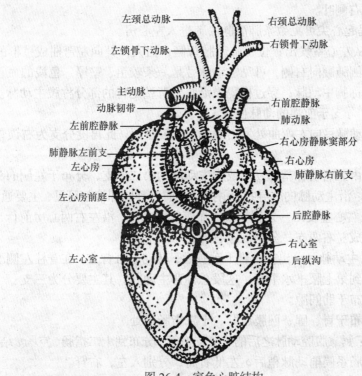

左颈总动脉 —— 右颈总动脉
左锁骨下动脉 —— 右锁骨下动脉
主动脉 —— 右前腔静脉
动脉韧带 —— 肺动脉
左前腔静脉 —— 右心房静脉窦部分
肺静脉左前支 —— 右心房
左心房 —— 肺静脉右前支
左心房前庭 —— 后腔静脉
右心室
左心室 —— 后纵沟

图 26-4 家兔心脏结构

(2) 体静脉:将全身静脉送回心房,呈暗红色。(由于静脉管壁很薄,观察时应注意。)用镊子将心尖翻向前方,可见三条很粗的暗红色血管分别进入右心房,即一对前腔静脉,一条后腔静脉。

1) 前腔静脉:在胸廓的前口由左、右锁骨下静脉和左、右颈总静脉汇合而成。

颈外静脉:位于颈部外侧,左右各一,粗大明显。收集头面部等处血液,沿颈部腹面前层肌肉通过前腔静脉。

颈内静脉:位于颈部内侧;左右各一,很细,收集颅腔、舌及颈部回来的血液,沿颈部气管两侧与颈总动脉及迷走神经版心法伴行,它与颈外静脉汇合为很短的颈总静脉通入前腔静脉。

锁骨下静脉:左右各一条,收集前肢和胸肌的额血液进入前腔静脉。

奇静脉:位于胸腔背面,紧贴胸主动脉右侧纵行得到一条静脉。收集肋间静脉血液回到右前腔静脉。

2) 后腔静脉:由来自后肢、内脏器官和体壁等的血管汇合而成。它伴随腹主动脉、沿背中线经过腹腔、洞穿横膈进入胸腔,流入右心房。

肝静脉:紧靠膈后,将肝脏压向后方,即可见由肝发出粗短血管进入后腔静脉。

肾静脉：将肝及消化系一些器官翻向左侧，可见来自右侧肾脏得到肾静脉，与肾动脉伴行。

髂外静脉：位于腹腔后部，收集后肢的静脉血入后腔静脉。

3) 肝门静脉：汇集胃、肠、脾、胰等脏器的静脉血。为一粗大血管。进入肝脏后再次形成分支，最后在肝内形成毛细血管网，然后血液又经过肝静脉流入后腔静脉。如提起肝脏并将消化道翻向左侧，可见输胆总管的背侧有一大血管，即肝门静脉的主干，收集消化道各部分血液回肝右侧叶。

4) 肺静脉：提起心尖可见数条肺静脉由肺进入左心房。

(3) 体动脉：从左心室发出；位于肺动脉背侧；粗大，其向左弯曲成弓形的血管——左主动脉弓。将左侧肺翻向右侧，可见主动脉弓是一条较粗、壁厚、色浅的血管。它沿胸腔背壁走行的区段称胸主动脉；穿过横膈膜沿腹腔背壁走行的部分称腹主动脉。

1) 主动脉弓：分支于前端的动脉血管。

无名动脉：主动脉弓向左弯曲处发出的分支，较粗短。此再度分支为右锁骨下动脉和右颈总动脉。

左颈总动脉：由无名动脉基部发出或为主动脉的第二分支，分布于左侧的头、颈部。

左锁骨下动脉：沿主动脉向左寻找，稍拨动左前腔静脉即清楚可见，主要通入左前肢。

2) 肺动脉：从右心室发出一条较粗大的血管即肺动脉。沿左右两心房前行，斜向左侧弯至心脏背面，分成左右两支，分别入左右肺。

3) 背主动脉：主动脉弓分出左锁骨下动脉后，转向心脏背方，在脊柱左侧下行，穿过横膈膜入腹腔，行到第七腰椎水平面，这段总称背主动脉。其主要分为三支：

肋间动脉：分布于肋间隙。

腹腔动脉：分布于胃、脾、网膜、肝、十二指肠等处。

肠系膜前动脉：紧靠腹腔动脉之后的一分支血管。分布到十二指肠、空肠、结肠和盲肠。

肾动脉：位于肠系膜前动脉稍后，左低右高，分别入左、右肾。

生殖动脉：远距肾动脉之后发出，很细，左右不对称，分支到生殖腺。

肠系膜后动脉：这是一条细小的动脉，分布于结肠及直肠系膜内。

背主动脉在第七腰椎水平面处分成左右两支髂总动脉，再分布到股部、膀胱等处。

5. 呼吸系统的观察 呼吸系统由鼻、咽、喉、气管、支气管呼吸道和肺组成。

(1) 呼吸道

1) 鼻腔：空气入肺的起始部，鼻腔前端以外鼻孔通向外界，后端以内鼻孔通咽(中间以口腔的硬腭与软腭为界)。呼吸时，空气经外鼻孔、鼻腔、内鼻孔、咽、喉进入气管；吞咽时，食物经口腔、咽进入食管，因而呼吸道和消化管在咽部形成咽交叉，即咽交叉处有两个孔，背侧横裂孔为咽部，腹侧纵裂孔为喉门。

2) 喉头及气管：喉头位于咽的腹面，由数块软骨组成。后接气管，它由许多半环状的软骨组成。在颈部位于食管腹面。气管的后端分为两个支气管入肺。

(2) 肺：位于胸腔内心脏的左、右两侧，呈粉红色，海绵状。左肺又分 2 叶，右肺则分 4 叶。

6. 神经系统的观察 神经系统分为中枢神经系统(包括脑和脊髓)和周围神经系统(包括脑神经、脊神经和自主神经)。

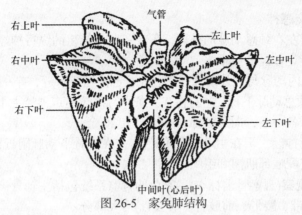

图 26-5　家兔肺结构

(1) 脑的观察：图 26-6。

1) 大脑：发达，表面光滑，很少沟和回，大脑半球前方发出椭圆形的嗅叶，从嗅叶发出嗅神经。

2) 间脑：背面为大脑半球所遮盖，在大脑两半球之间的后缘处有一具长柄的松果体(一般不易观察到)。在腹面有一对白色的视神经交叉，其后方为脑漏斗，漏斗末端是圆形的脑垂体(脑下腺)。

3) 中脑：背面被大脑半球所遮盖，小心地将大脑半球的后缘分开，可以看到四个圆形突出——四叠体。腹面可以看到一对大脑脚，它是大脑梨状叶后方两侧的突起。

4) 小脑：小脑的背面中间是蚓部，其上有横的皱襞；蚓部两侧为褶襞复杂的一对小脑半球。小脑腹面可看到横行的神经纤维束，叫脑桥，是联系两个小脑半球的桥梁。

5) 延髓：位于小脑后面。其背面前部为小脑的蚓部所遮盖。延髓之后接脊髓。

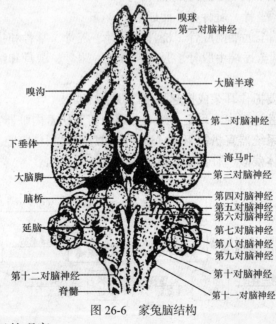

图 26-6　家兔脑结构

(2) 几支周围神经的观察

1) 脊神经：位于体腔背壁上、脊柱两侧。每两椎之间发出一对脊神经，形似白线；共有 30 多对。

2) 膈神经：为第五对脊神经分支到横膈膜的神经，支配膈肌的运动。

3) 迷走神经和交感神经

迷走神经：位于左右颈总动脉的外侧，各有一白色较粗的纵行神经，下行入腹腔，支配腹腔脏器，其为迷走神经的主干。

交感神经：在颈内动脉与颈外动脉交叉处，迷走神经节附近，有一颈上交叉神经节(颈前神经节)，由此沿颈总动脉下行，左右各有一条纵行而较迷走神经主干略细的神经，即是交感神经。神经主干各一条，向后延伸，有神经节 20 余个。

喉返神经：迷走神经主干在主动脉弓附近(右方在锁骨下动脉附近)绕过主动脉弓沿气管向上返至颈部。支配喉部肌肉和组织。

7. 骨骼系统的观察(观察骨骼标本)　家兔的骨骼系统包括主轴骨骼(头骨、脊柱、肋骨、胸骨)和附肢骨骼(肩带、腰带、前肢骨、后肢骨)两大部分。

(1) 主轴骨骼

1) 头骨：头骨可分为咽颅和脑颅两部分。具体可分为下颌骨、上颌骨、鼻骨、额骨、颧骨、枕骨等。

2) 脊柱：脊柱由许多椎骨连接而成。具体可分为颈椎(7 枚)、胸椎(13 枚)、腰椎(7 枚)、荐椎(3 枚)和尾椎(数目不一致，一般为 16 枚)五部分。

3) 肋骨：13 对，呈弓状。与胸骨相关节的又被称为真肋，不与胸骨相关节的称为假肋(浮肋)。

4) 胸骨：位于胸部腹面中央，由八块骨片构成。从前至后第一枚为胸骨柄，中间的为胸骨体，最后一枚为胸骨剑突。每块胸骨两旁为肋关节面以与肋骨相关节。

(2) 附肢骨骼

1) 肩带：为支持前肢的骨骼。由肩胛骨、锁骨组成。肩胛骨；较发达，一对，三角形。锁骨(退化成)为细条状骨，埋于胸廓前缘的肌肉中。

2) 腰带：由髂骨、坐骨、耻骨合并而成。

3) 前肢骨：从近端至远端由肱骨、桡骨、尺骨、腕骨、掌骨和指骨联合构成。

4) 后肢骨：从近端至远端由股骨、胫骨、腓骨、跗骨、蹠骨和趾骨联合构成。

8. 注意事项

(1) 抓握家兔时不要抓住耳朵或提起耳朵以及拖拉四肢。

(2) 剖开腹腔与胸腔过程中要耐心、细心、避免剪刀伤着内脏器官。

(3) 将看完的消化系统器官扒置躯体一边时应注意不要损伤腹腔其他器官。

(4) 将解剖后的兔体残骸、脏物放入指定的地方或器具内。

【实验流程】

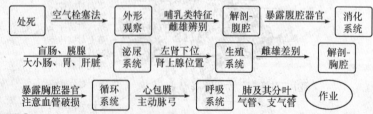

【作业和思考题】

(1) 家兔的消化系统有何特点？

(2) 比较雌雄家兔的生殖系统。

(曾凡龙)

附录1　常用试剂和药品配制

1. **200μg/ml 秋水仙素液**　用无菌 0.85% 的 NaCl 配制，置 4℃ 冰箱中避光保存。

2. **0.075mol/L KCl 低渗液**　称取 5.59g KCl 溶于 1000ml 蒸馏水中即成。

3. **1/15mol/L 磷酸缓冲液(pH6.8)**

NaH_2PO_4	11.93g
Na_2HPO_4	4.54g
蒸馏水	1000ml

4. **Giemsa 原液**　称取 Giemsa 粉 0.8g，量取甘油 50ml，先以少量甘油在研钵内将 Giemsa 粉研磨成无颗粒的糊状，再将剩余甘油全部加入，混匀后，以甲醇 50ml 将其转移至棕色试剂瓶中，置 60℃ 水浴中 2 小时，并不时摇动试剂瓶。此液可长期保存。

5. **Giemsa 染液**　用 Giemsa 原液和磷酸缓冲液(pH6.8)1：10 配成 Giemsa 染液。

6. **固定液**　用 3 份甲醇和 1 份冰醋酸混合而成。现配现用。

7. **瑞氏(Wright's)染液的配制**

瑞氏染料(粉)	0.1g
纯甲醇	60ml

将瑞氏粉放入研钵内，加少量的甲醇研磨使染料溶解，然后将已溶解的染料倒入洁净的玻璃瓶内，剩下未溶解的再加入少量甲醇研磨。如此继续操作，直至全部染料溶解完为止。24 小时后即可使用，保存时间越久，染色能力越强。

8. **麦-格染液配制**　伊红 1g，亚甲蓝 1g，蒸馏水 100ml。静置 2~3 天，过滤，取其沉淀，并将沉淀用蒸馏水冲洗 2~3 次，置沉淀物入温箱烤干。取烤干的麦-格粉末 0.1~0.2g，加至加温 50~56℃ 的甲醇 100ml，使粉末充分溶解，冷却后过滤。

9. **Mayer 苏木精液**　Mayer 苏木精染液(Wright's hematoxylin)。

    (1) 苏木精 1g，溶于热蒸馏水 1000ml。

    (2) 再加入硫酸铝钾 50g，碘酸钠 0.2g，搅至全溶。

    (3) 加入水合氯醛 50g，柠檬酸(又名枸橼酸)1g 加热至沸腾 5 分钟。

    (4) 冷后过滤，次日即可用。

10. **Alsever 溶液**　称取葡萄糖 2.05g，枸橼酸钠 0.80g，氯化钠 0.42g，溶于 100ml 双蒸水中。

11. **GKN 溶液**　称取氯化钠 8g，氯化钾 0.40g，二水磷酸氢二钠 1.77g，一水磷酸氢二钠 0.69g，葡萄糖 2g，酚红 0.01g，溶于 1000ml 双蒸水中。

12. **50%PEG**　称取一定量的 PEG(MW=4000)放入烧杯中，沸水浴加热熔化，待冷却至 50℃ 时，加入等体积预热至 50℃ 的 GKN 溶液，混匀，置 37℃ 备用。

13. **1%伊红(Eosin)**　将伊红 1g，溶于 100ml 蒸馏水即可。

(王　燕)

附录2　细胞和组织染色方法

细胞涂片和组织切片，在普通光学显微镜观察之前需要固定和染色。固定是将细胞蛋白质和多糖等成分迅速交联凝固，以保持其生前结构而死后不发生变化。染色的目的是使细胞主要结构(如细胞质、细胞核和细胞器等)染上不同的颜色，以增加反差，便于镜下观察。血涂片、骨髓涂片和其他悬液细胞涂片，常用瑞氏(Wright's)染色、姬姆萨(Giemsa's)染色或苏木精伊红染色(HE)。新鲜血涂片常用迅即吹干初步固定，由于在瑞氏染液和姬姆萨染液中含有甲醇，可使固定和染色同时进行。若细胞涂片欲放置较长时间(一天以上)再染色，或用水溶性染液(如 HE)染色，则需将细胞涂片用化学固定液固定。常用且最简单的化学固定液为 95%~100%乙醇、纯甲醇和 4%甲醛溶液等，固定 5 分钟。经乙醇或甲醇固定的涂片可自然干燥，经甲醛溶液固定的标本需流水冲洗后，再置空气中干燥。

1. 瑞氏染色　配制的染液保存于室温中一周后便可使用，新鲜配制的染料偏碱性，放置后可呈酸性。染液储存越久，染色愈好，但要密封保存，以免吸收水分影响染色效果。

染色步骤：

(1) 取涂好的血片或骨髓片，用特殊蜡笔划出染色区，以防滴加染料时溢流。

(2) 将涂片平放桌上或架上，滴加 Wright's液布满所划范围内的血膜上，染色约 2 分钟，然后加入等量磷酸缓冲液(pH6.5~7)或蒸馏水，染色约 3 分钟，晃动玻片的染液，使沉渣浮起。后用蒸馏水冲洗，冲净后血膜呈淡红色，玻片直立晾于可用中性树胶、合成树脂或香柏油封片，也可不封片直接镜检。

(3) 结果：红细胞呈橘红色。中性粒细胞颗粒蓝紫至紫红色。嗜酸性粒细胞颗粒鲜红至橘红色。嗜碱性粒细胞颗粒深蓝紫色。淋巴细胞核深蓝紫色，胞质天蓝色。单核细胞核浅紫色，胞质灰蓝色。

注意：瑞氏液对 pH 较敏感，因此用缓冲液稀释染料，可使染料作用稳定，便于识别细胞和比较细胞的变化。若蒸馏水呈中性，效果相同。如红细胞呈紫红色，表示染色时间过长。如白细胞核为天蓝色则染料时间过短。染色时切勿干涸，否则发生不易去掉的沉淀。冲洗时不可先倾倒染液，冲洗时需先轻轻摇动玻片，缓缓加水，使沉渣泛起，然后用水冲洗。冲洗时间不宜过长，否则会脱色。

2. 姬姆萨染色　稀释液：临用时取姬姆萨原液 5ml，加 PBS(1/15M，pH6.4~6.8)50ml，即为稀释液。

染色步骤：有三种染法。

(1) 将姬姆萨稀释液滴在涂片上，室温下染 10~30 分钟(冬天可放置于 37℃温箱中染色)。镜下检查以着色红蓝分明为好。

(2) 将涂片浸于姬姆萨稀释液中浸染 15~30 分钟。镜下检查着色程度。

(3) 将涂片反架在平玻璃板上，之间留一狭缝(约载片厚)，血膜朝下。将姬姆萨稀释液用滴管滴入狭缝内，浸染 15~30 分钟，此法可避免姬姆萨沉淀黏附血膜，上述三种方法染色后均应用 PBS(pH6.8)分色。为避免姬姆萨沉渣污染血膜，用前可将染液离心，2000 转/分离心 5 分钟。

结果：红细胞应呈橘红色。中性粒细胞胞核蓝紫，颗粒呈紫色。嗜酸性粒细胞颗粒呈红色。嗜碱性粒细胞颗粒呈蓝紫色。

3. 瑞氏姬姆萨混合染色　用瑞氏姬姆萨(Wright-Giemsa)混合液加等量蒸馏水或 PBS 染色 5~10 分钟。

染液配制：瑞氏液 5ml，姬姆萨原液 1ml 加双蒸水或 PBS 6ml(pH6.4~6.98)。如有沉淀生成，则重新配制。蒸馏水速洗，吸干，95%乙醇分色 10~30 秒(也可以不分色，封片直接镜检)，无水乙醇脱水 10~30 秒，二甲苯透明，封片。

结果：基本同于上法，但染色更鲜艳，分明，其中以嗜酸性粒细胞和嗜碱性粒细胞颗粒最清晰。

4. 瑞氏-姬姆萨双重染色　血片滴满瑞氏液，1~3 分钟后，加等量的姬姆萨稀释液，染 15~20 分钟，然后用蒸馏水冲洗，直立、风干直接镜检。

5. 麦格染色

(1) 血片或骨髓片，空气中干燥，甲醇固定 2~3 分钟。

(2) 麦-格(May-Grignard)液染色 5~10 分钟。

(3) 染色后倾去染液，然后于 Giemsa 液中染色 15~30 分钟。

(4) 用 1/15M 磷酸缓冲液冲洗。直立风干或香柏油 DPX 封片。

(5) 结果：中性粒细胞颗粒呈紫红色，嗜酸性粒细胞颗粒呈鲜红色，嗜碱粒细胞呈深蓝色，白细胞核呈蓝色至紫蓝色，红细胞呈红色。血小板呈浅蓝色。

注意：此法染血片或骨髓涂片，所有细胞的胞质与胞核均较清晰、特殊颗粒尤为鲜明。用缓冲液洗涂片有分色作用，分色时应注意镜检。

6. 苏木精-伊红染色　染色步骤。

(1) 将固定的切片经蒸馏水浸洗后，浸入 Mayer 苏木精液中，染数分钟。

(2) 取出涂片，用自来水轻柔冲洗，待细胞染蓝色后，可用稀盐酸 70%乙醇溶液进行分色。脱去多余的蓝浮色，使胞核深蓝，胞质无色或灰蓝(后者为幼稚细胞)。再用自来水或淡氨水冲洗，使之蓝化(约需 10 分钟以上)。

(3) 涂片经蒸馏水洗后，浸入 1%伊红染液染 5~10 分钟，进行对比染色。

(4) 取出涂片，用蒸馏水洗去浮色，再经 70%乙醇溶液分色，80%、90%、95%和 100%乙醇脱水。直至胞质与胞核的红、蓝反差鲜明。

(5) 标本或于空气干燥，置油镜下观察，或经 100%乙醇后浸入二甲苯，滴加中性树胶，加盖片封固后，光镜观察。

(6) 结果：胞核应为深蓝紫色，一般细胞的胞质为淡粉色，红细胞应为橘红色。

(王　燕)

附录3 显微标本制备方法

（一）光镜标本的制作

在显微镜下观察的标本，有临时制片和永久制片两种。制备标本的方法大致分为非切片法和切片法，如果制备的标本不能长期存放而直接用于观察即为临时制片，可以长期存放的标本为永久制片。

1. 非切片法 即不用切片机，不经切片手续而制成标本玻片的方法。根据材料性质的不同，有不同的处理方法。该类方法操作简单快捷，其中铺片法可使原有组织结构不被破坏，涂片法，压片法弥补了用包埋、切片法所不可能观察清楚的不足，因此是显微标本制备的中常用的手段。

(1) 涂片法：主要用于血液、精液、尿、痰和微生物等不能切片成薄片的液态材料，可在载玻片上涂成单层细胞，再经固定，脱水，染色等手段制成永久标本。

(2) 铺片法：主要用于动、植物组织的表皮层观察，可活体取待观察动、植物组织，用尖镊子撕去一层表皮，迅速平铺在载玻片上。如：洋葱表皮细胞的铺片制备。

(3) 压片法：一些较幼嫩，柔软的材料可将其放置在载玻片上，用小解剖刀将其分散，加染料一滴，再盖上盖玻片，用拇指垂直用力挤压，使组织散成一薄片，再进行观察，如植物根尖观察染色体，花粉粒观察发育阶段等。

(4) 离析法：该方法是利用化学试剂使组织的细胞间质溶解，使细胞能分散成单个个体。经染色、脱水、透明即可观察其个体形态，适用于肌肉、叶片、茎等部位的观察。

(5) 装片法：有些细胞或观察材料本身很小，容易分离制成标本，可以直接放置在载玻片上，然后盖上盖玻片，如果需要长期保存，可以用树胶封片。如果短期保存，可以用指甲油封闭盖玻片的四周而封片。

2. 切片法 必须依靠切片机将组织切成薄片来进行观察的方法。为了能清晰地观察到动、植物的组织结构及细胞形态，必须先经过一系列步骤将组织内渗入某些支持物质，使组织变硬以利于切成薄片，根据所用支持剂的种类不同，可分为石蜡切片法、火棉胶切片法和冷冻切片法等类型。切成薄片后还需要去蜡、染色、脱水和透明等手段，将其制成永久标本。

3. 永久标本的封存方法 通过非切片法或切片法制备的标本，观察发现其效果理想时，可以在干标本上滴上一滴加拿大树脂等黏合剂，盖上干净的盖玻片，待其干燥后即为永久标本或永久制片。

（二）透射电镜标本制作

(1) 细胞的超微结构保存良好，没有明显的物质凝聚、丢失或添加等人工效应。

(2) 切片的厚度应为500Å左右，使之达到较高的分辨率和较好的反差。

(3) 切片应能耐受电子束的强烈照射而不发生破裂、变形和升华。

(4) 切片应具有良好的反差。

(5) 切片均匀，没有重叠、刀痕、震颤及污染等缺陷。

超薄切片制作过程比较复杂，一般需要经过取材、固定、清洗、脱水、渗透、包埋、超薄切片、染色等步骤。为了获得理想的切片，操作者必须十分认真地对待每一操作步骤。任何环节的疏忽都可能导致制样的失败。

（曾凡龙）

彩图 实验结果和相关过程图

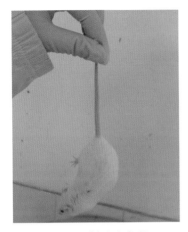

附图 1 抓取小白鼠

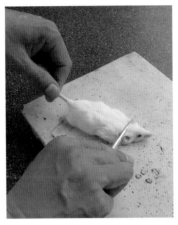

附图 2 小鼠断颈法

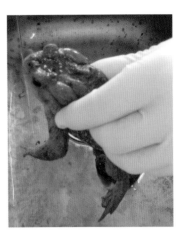

附图 3 抓取蟾蜍

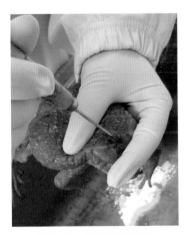

附图 4 椎孔捣毁神经

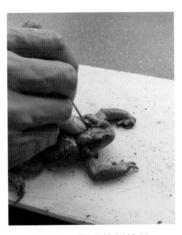

附图 5 椎孔捣毁神经

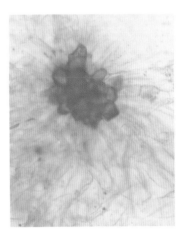

附图 6 梨子石细胞和果肉

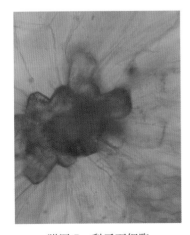

附图 7 梨子石细胞

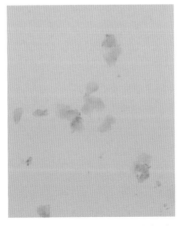

附图 8 低倍镜人口腔上皮细胞

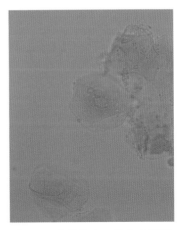

附图 9 高倍镜人口腔上皮细胞

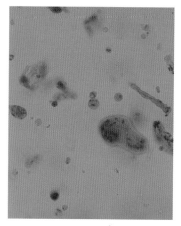

附图 10　低倍镜西红柿果肉细胞

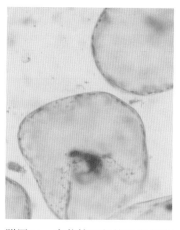

附图 11　高倍镜西红柿果肉细胞

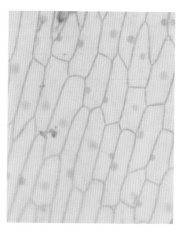

附图 12　低倍镜洋葱表皮细胞

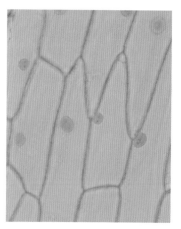

附图 13　高倍镜洋葱表皮细胞

附图 14　低倍镜气孔保卫细胞

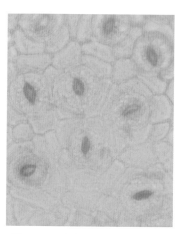

附图 15　高倍镜气孔保卫细胞

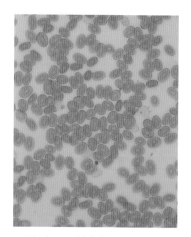

附图 16　低倍镜 DNA,RNA 显示

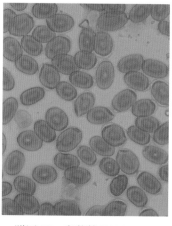

附图 17　高倍镜 DNA,RNA 显示

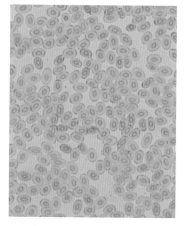

附图 18　低倍镜酸性蛋白

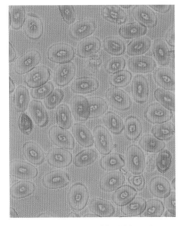

附图 19　高倍镜酸性蛋白

附图 20　低倍镜碱性蛋白

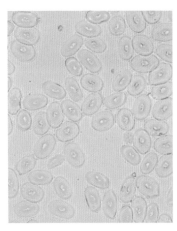

附图 21　高倍镜碱性蛋白

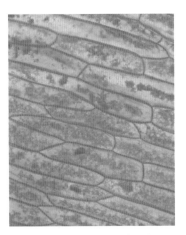

附图 22　低倍镜细胞骨架

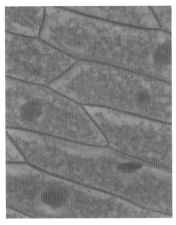

附图 23　高倍镜细胞骨架

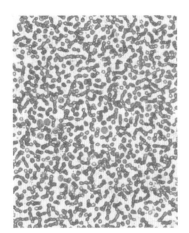

附图 24　低倍镜白细胞

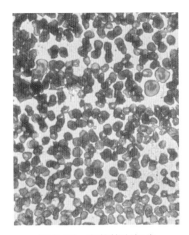

附图 25　高倍镜白细胞

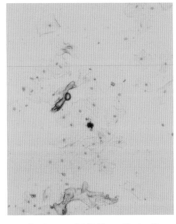

附图 26　低倍镜 X 染色质

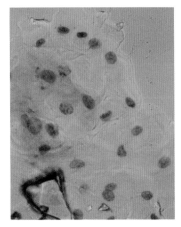

附图 27　高倍镜 X 染色质

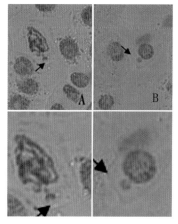

附图 28　微核

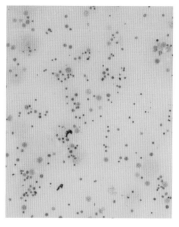

附图 29　低倍镜小鼠染色体

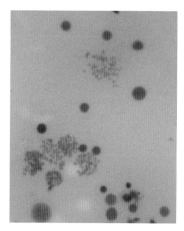

附图 30　高倍镜小鼠染色体

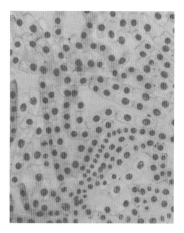

附图 31　低倍镜下细胞分裂

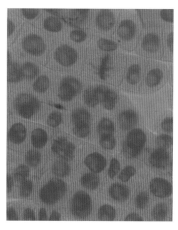

附图 32　高倍镜下细胞分裂

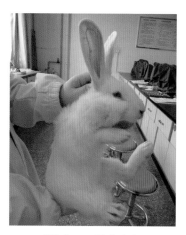

附图 33　捉拿家兔

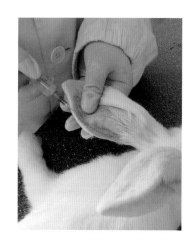

附图 34　空气注射耳外静脉

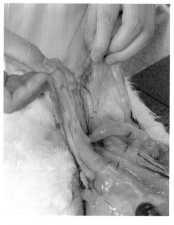

附图 35　家兔雌性内生殖器官

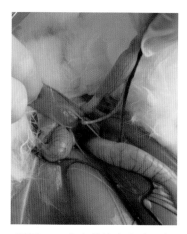

附图 36　家兔雄性内生殖器官

（曾凡龙　刘丹丹　王晓雯　王　燕）